食べるものを変えれば、
細胞レベルで生まれ変われる！

生き直す、食養生レシピ

（ちゃお）

JN129568

KADOKAWA

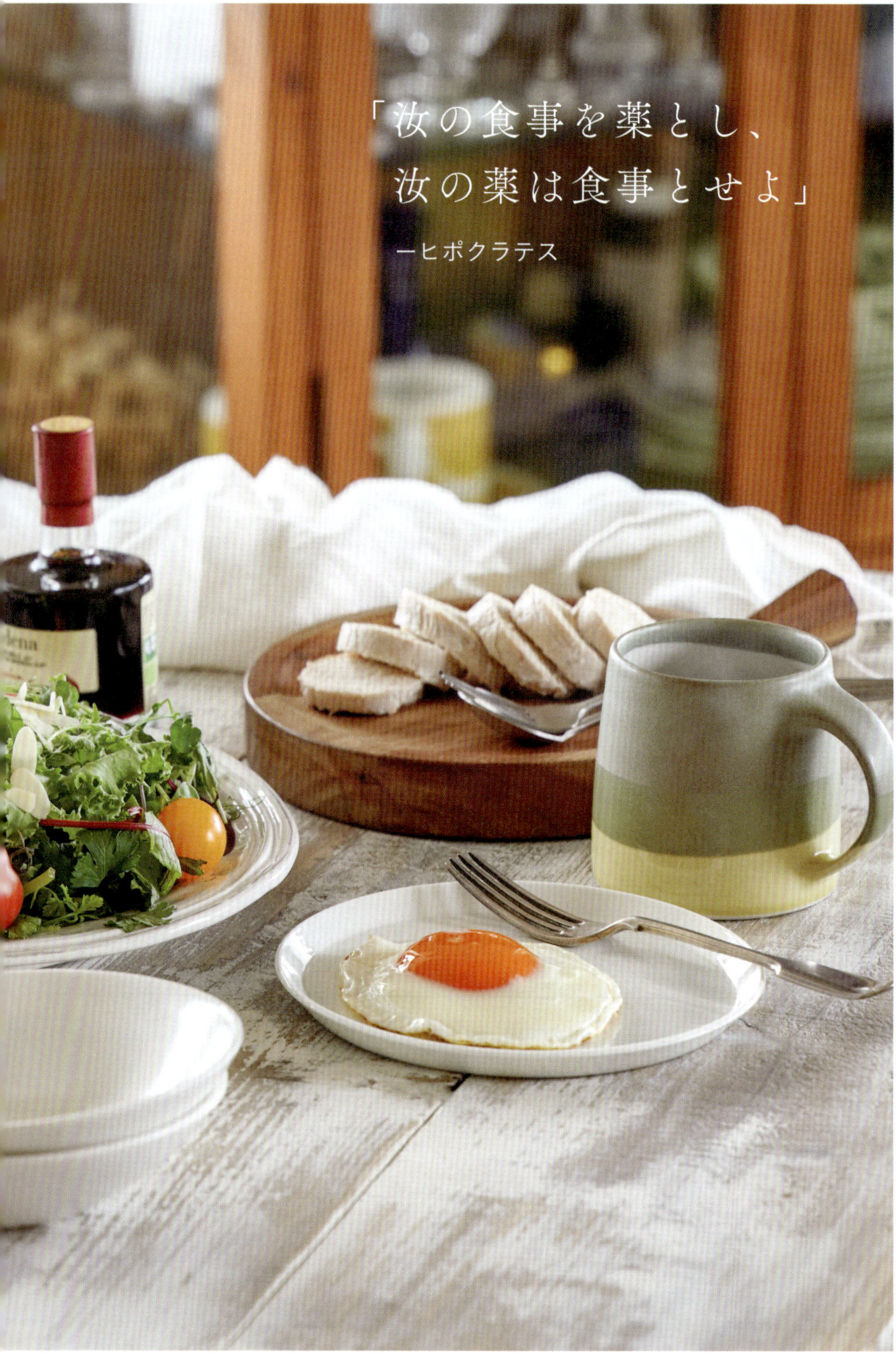

「汝の食事を薬とし、
汝の薬は食事とせよ」

ーヒポクラテス

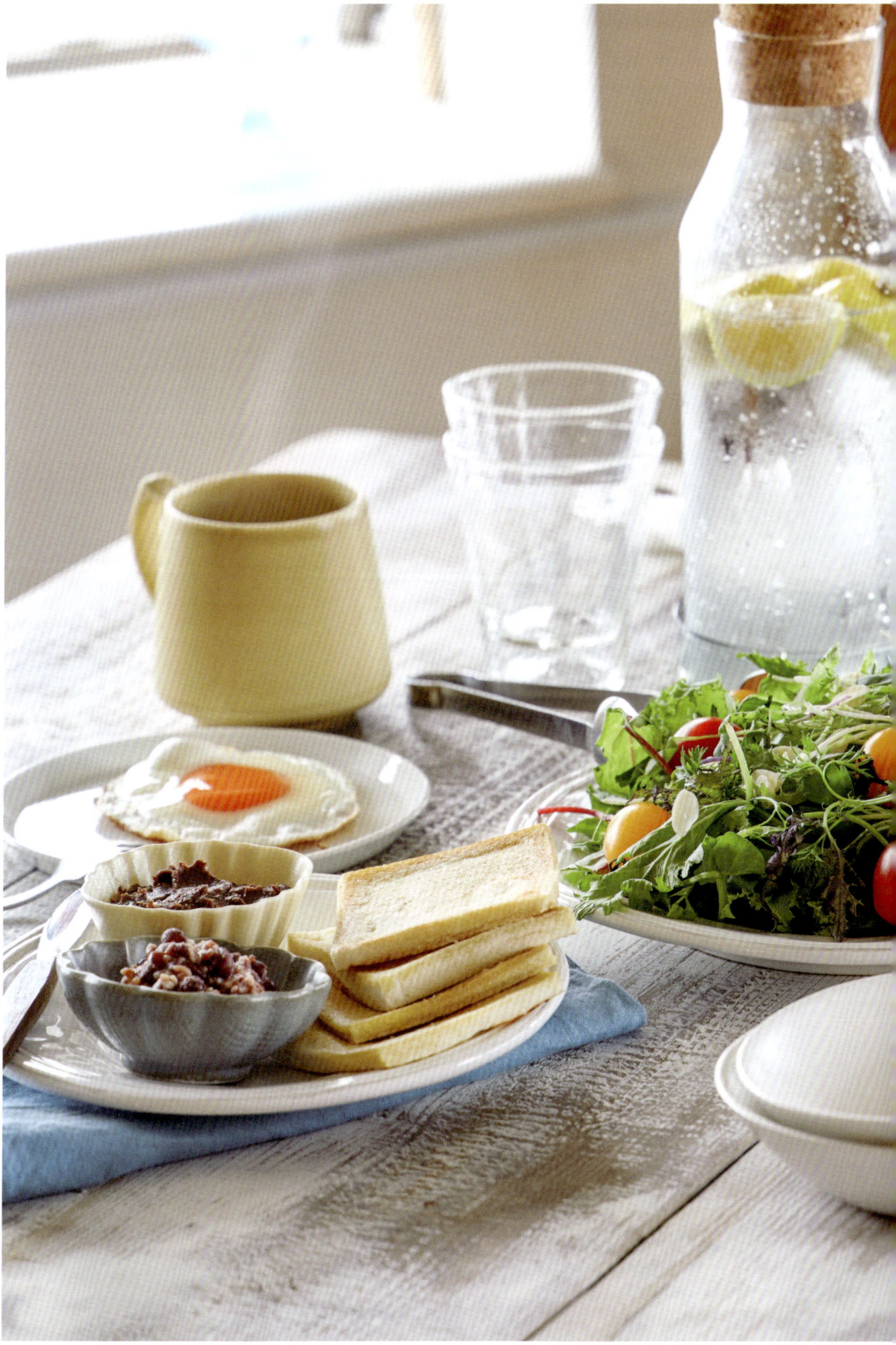

Prologue

はじめまして、ちゃおです。

20代のときにがんを患い、
若い時代の大半をこの病気との闘いに費やしてしまったわたしは、
「生きることってこんなに辛いんだ」と思っていました。
命はつながったけれど、体の調子はよくならず、
「一生この辛さと付き合っていかないといけないのか」と
半ば自分の人生を諦めていました。

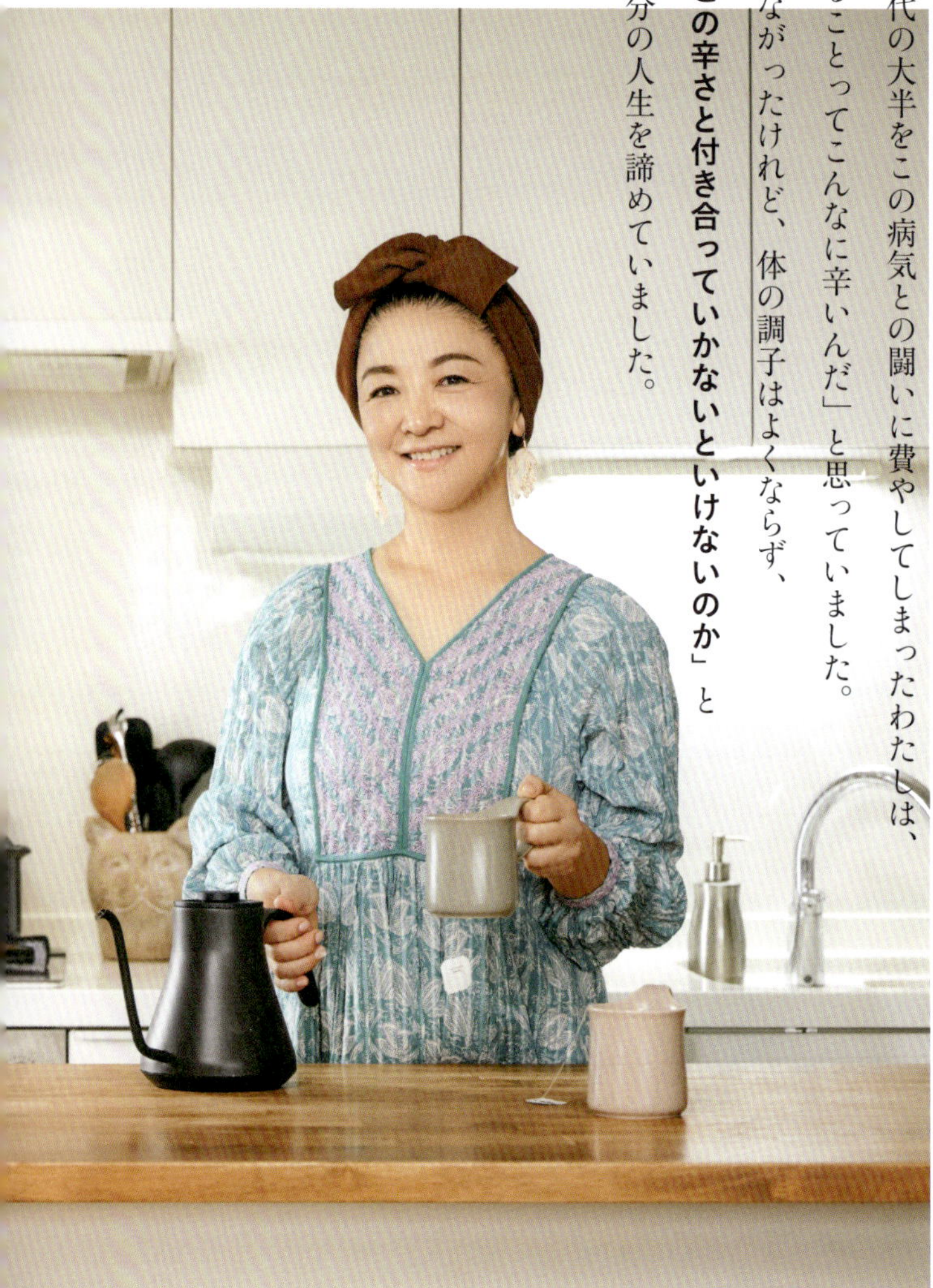

食べるもので、自分は変わる。

あるとき、読んだ本にこう記してありました。

「汝の食事を薬とし、汝の薬は食事とせよ」

この言葉に、わたしは衝撃を受けました。

大袈裟かもしれませんが、一筋の光がわたしのハートを撃ち抜いたんです。

「もしかしたらわたしも、食事で元気になれるのかもしれない」と。

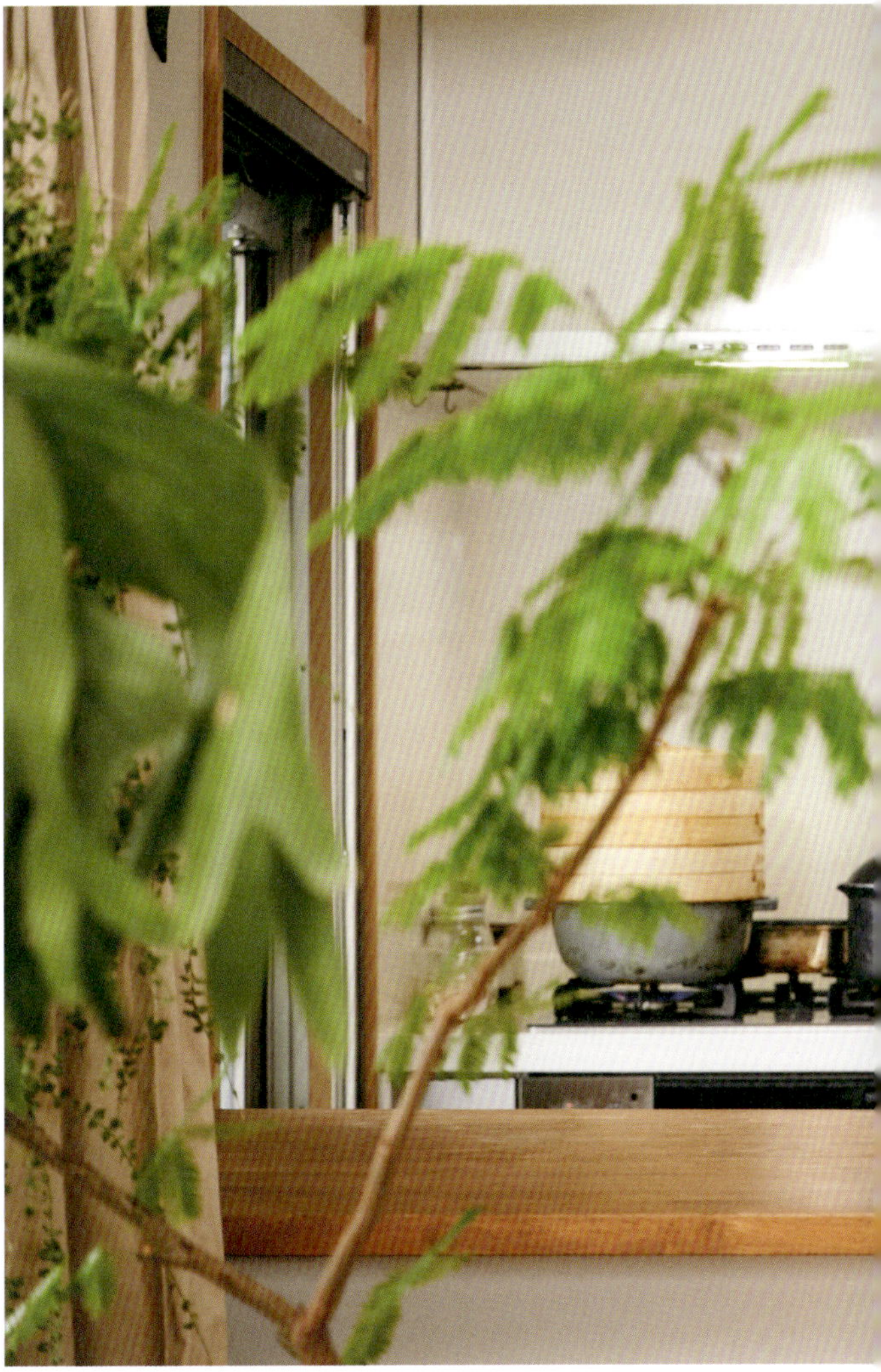

Prologue

何歳からでも遅くない。

それから、ヒポクラテスのこの言葉が、ずっと支えになりました。
この言葉通り、**自らが選んで食べたものが、わたしを変えたからです**。
体だけじゃなく、性格も、思考も、食べたものからできているんだと、
今は実感しています。

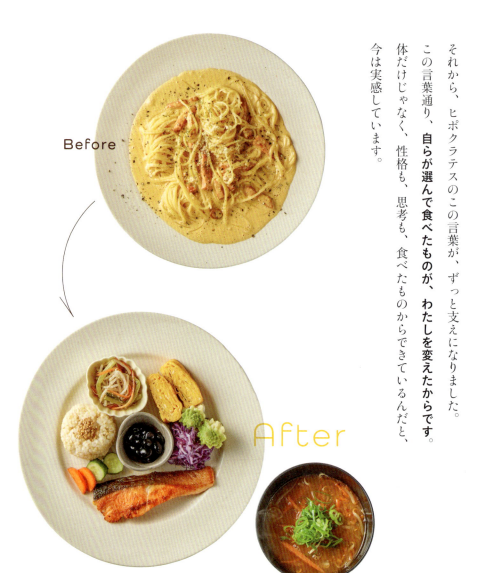

Before

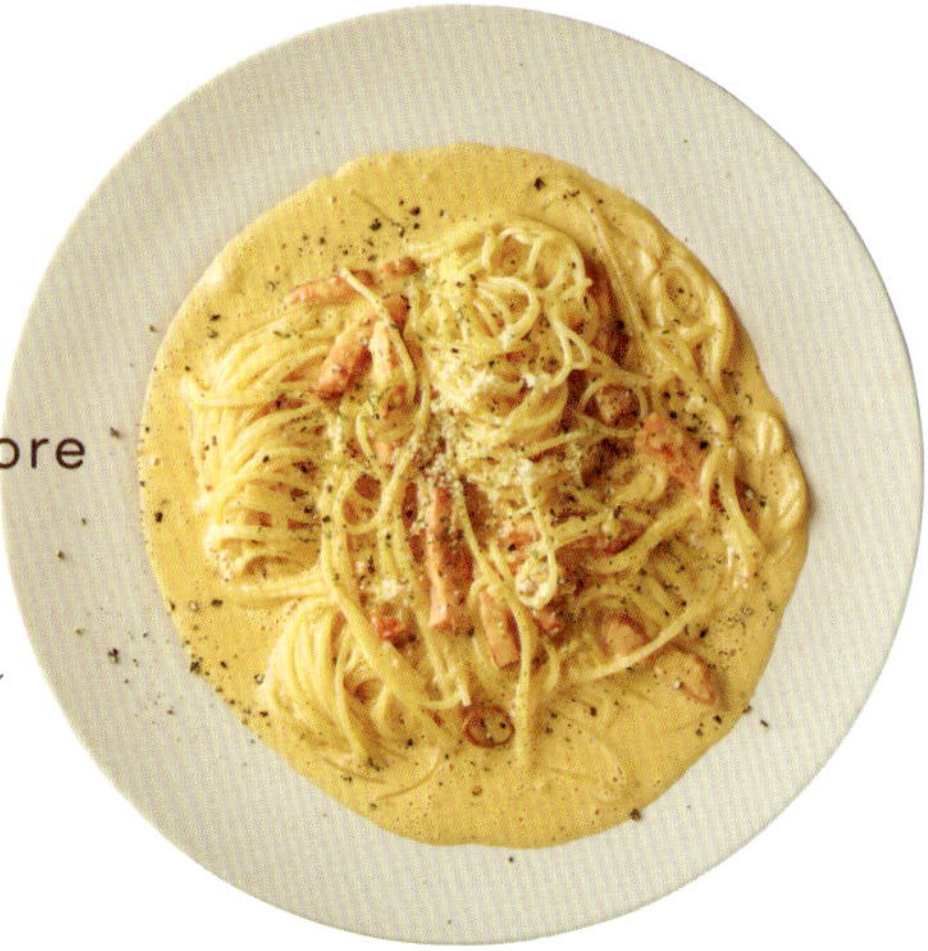

After

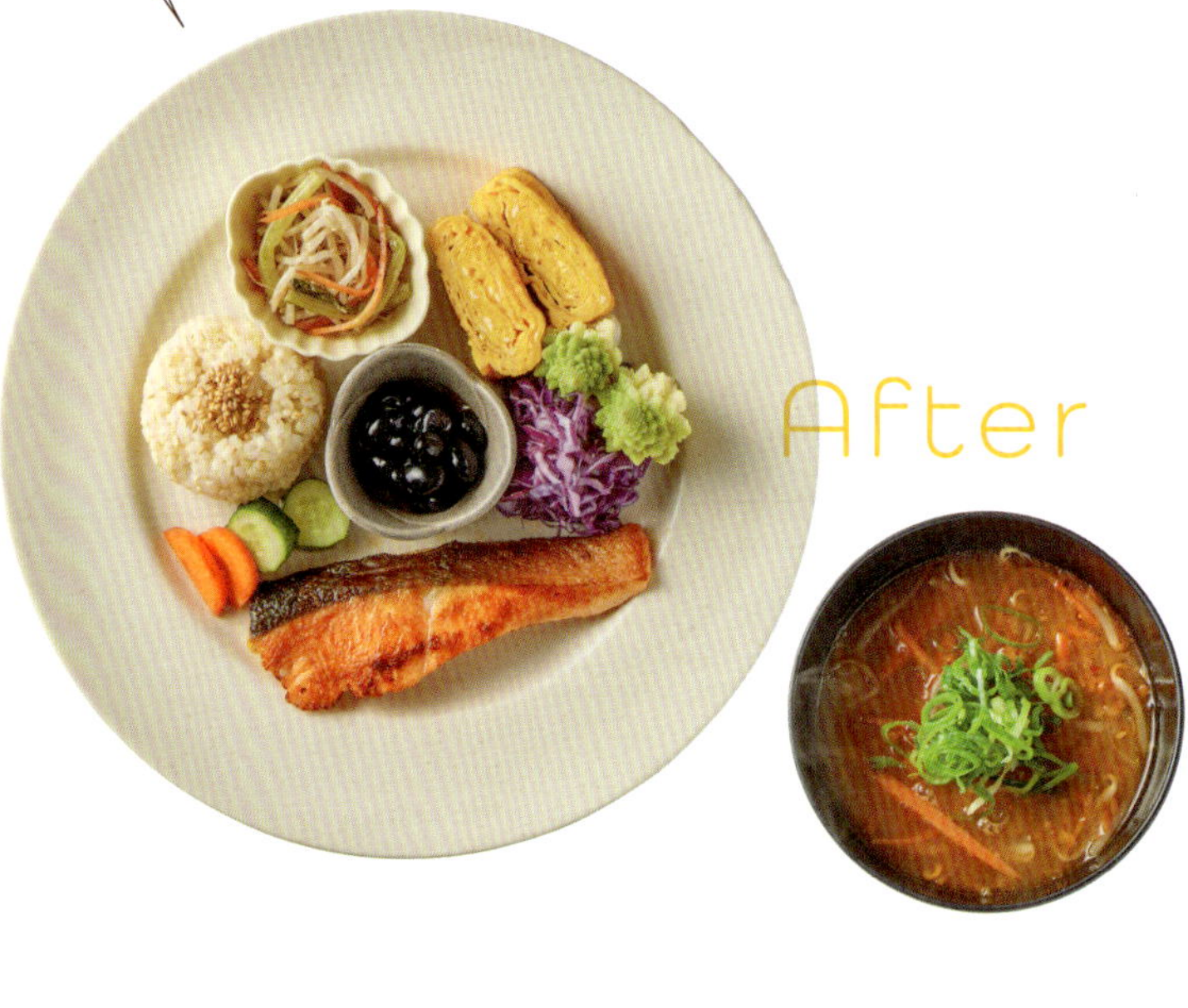

25歳でがんが発覚し、食養生を始め、52歳になった今
不安は消え去り、なりたい自分にどんどんなれています。
自分を変えるのは、何歳からでも遅くないんです。

この本を手に取ったときが、
きっとあなたのスタートラインだから、
自分を信じて、
食養生をスタートしてみてください。

「一緒に生き直そ」

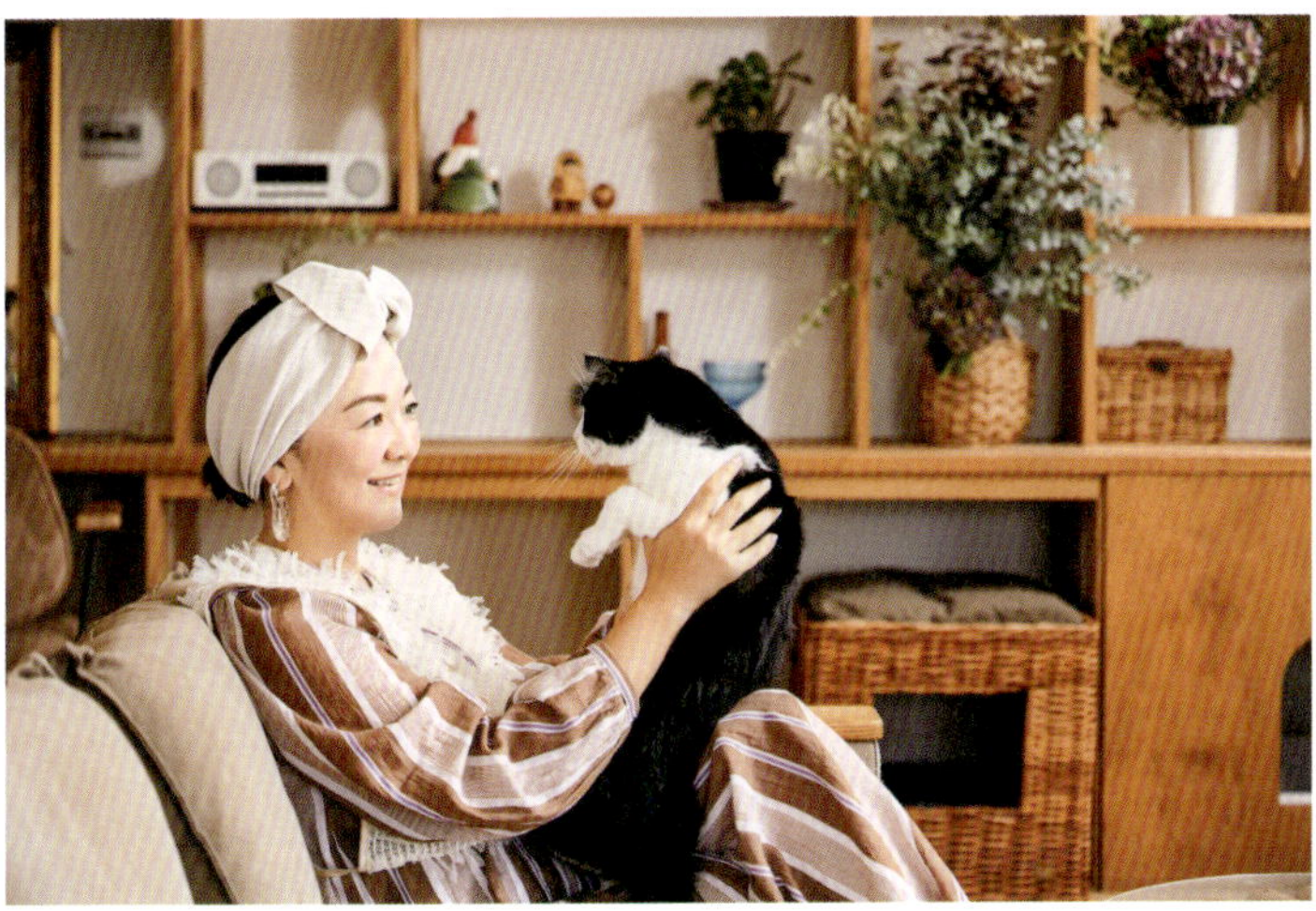

Prologue

青天の霹靂《へきれき》の「がん」
この病気はわたしの人生を、
大きく変えるきっかけとなりました。

約30年前、わたしの人生を変える大きな出来事がありました。

その頃わたしは結婚したばかりで、幸せの絶頂にいました。
ある日、仕事でクライアントのところに行くため、
とある総合病院の駐車場に車を停めていたときに携帯が鳴りました。
これから会う予定だったクライアントから、
「急用ができたため、日にちを変えてほしい」との連絡だったのです。

病院の駐車場で、これからの予定がキャンセルになったわたしは、
「ちょうどいい機会だから、婦人科で検査をしてもらおう」
と思いつきました。
生理痛がひどかったので、ちゃんと子どもができるのか、前から調べたかったのです。

幸か不幸か、そのときにしてもらった内診で、
後の主治医が異常に気がついてくれて、すぐに入院してほしいと言われました。
あれよあれよという間に、入院をして、手術になりました。

これが、約10年間に及ぶ闘病人生の始まりでした。

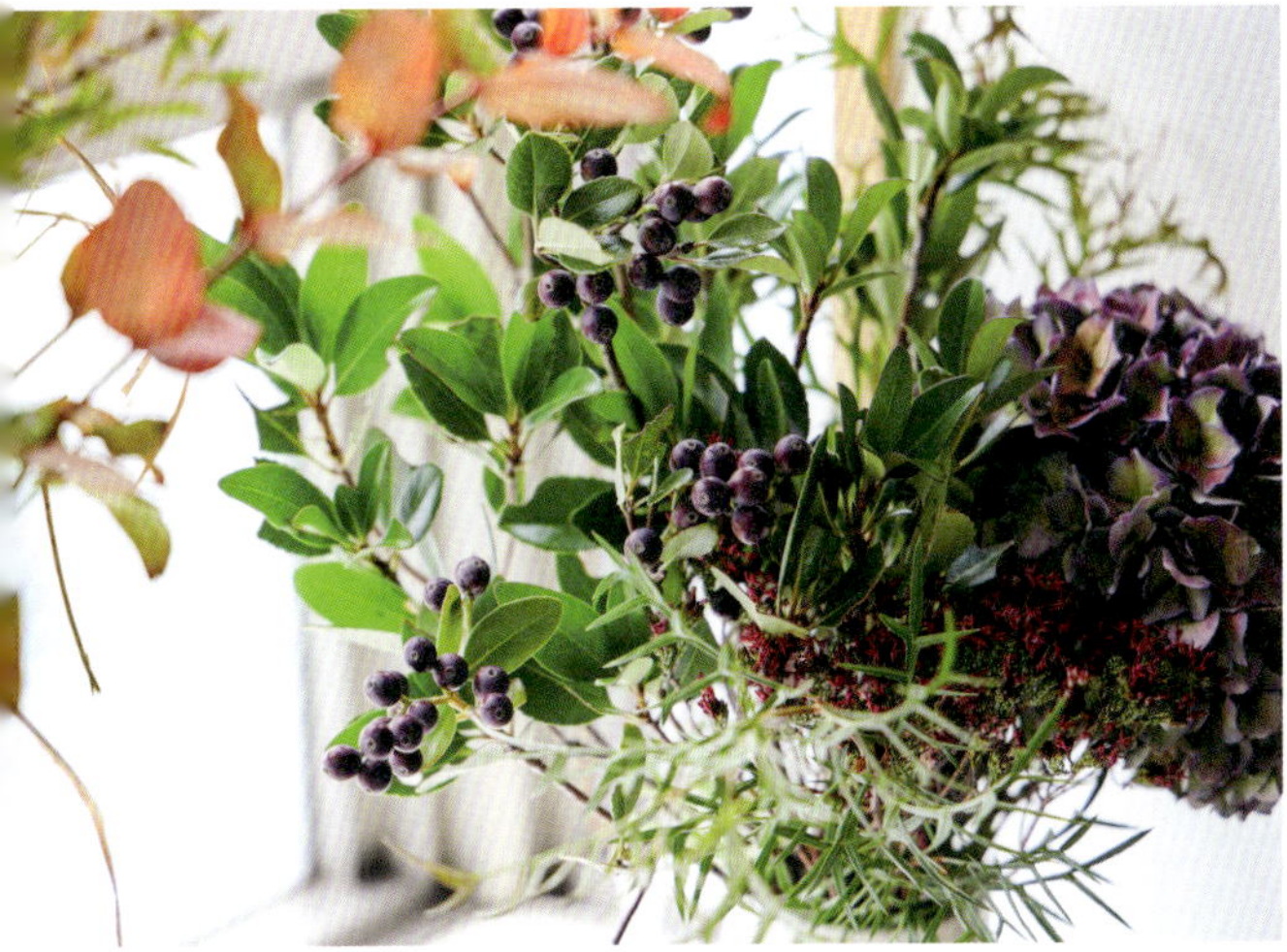

1度目の手術で子宮や卵巣にがんが見つかり、
そのがんを取り除くためには、子宮と卵巣を全摘しないといけない……。
その選択をしないと、私は死んでしまうという。
それは本当に、青天の霹靂でした。

想像が追いつかないくらいのことだったので、
正直、絶望よりも「がんって何?」という感じでした。
「全部嘘で、騙されているんじゃないだろうか?」
と、突拍子もないことまで考えたほど。

けれど、これは現実でした。
1週間もしないうちに、2度目の手術が待ち受けていました。
その手術によって、20代半ばにして、
体の大事な機能の一部を失いました。

Prologue

病気は自分の体が作ったものだから全ては、自分次第。

35歳になって、再発がなかったため、ようやく寛解と判断されました。
抗がん剤を打つために、体の中に入れていたポートを取り出す手術をして、
病気と向き合った10年間に終止符を打ちました。

本来なら元気いっぱいに生活を送れるはずだった若い時期に、
「またがんになってしまうんじゃないか」という不安や、
若くして更年期症状が起きてしまっている体を心配することに、
ずっと支配されていました。

ここから先の人生は、もっと自分らしく生きたいと決意し、
「自分で作った病気なら、自分が変わることが大事なのでは？」と思い立ち、
わたしの食への探究が始まったのです。

もともとがんの再発予防のために、さまざまな食事療法を勉強していましたが、
これを機に本格的に学び始めました。
ローフードやケトジェニック、マクロビオティック、アーユルヴェーダ、野菜ソムリエ……。
ここではあげきれないくらいの講座を受けて、自分の中で取捨選択を繰り返しました。

「健康」とは、体のことだけではなく、
心や生活レベルも健やかになることだと思います。

食べることや生活習慣を整えたことは、
わたしが思っていた以上に、前向きな変化をもたらしました。

25歳で閉経したわたしは、不眠、便秘、関節痛、体重の増加などの、
いわゆる更年期症状に悩まされていました。
ところが、糖質をコントロールすることで、それらがあまり気にならなくなり、
栄養バランスが整った食事をすることで、
若い頃のように、いろんなことに
チャレンジできる精神力もついてきました。
何よりも、疲れない体に変化したことを
実感しています。

今、50代ですが、人生でいちばん元気です。

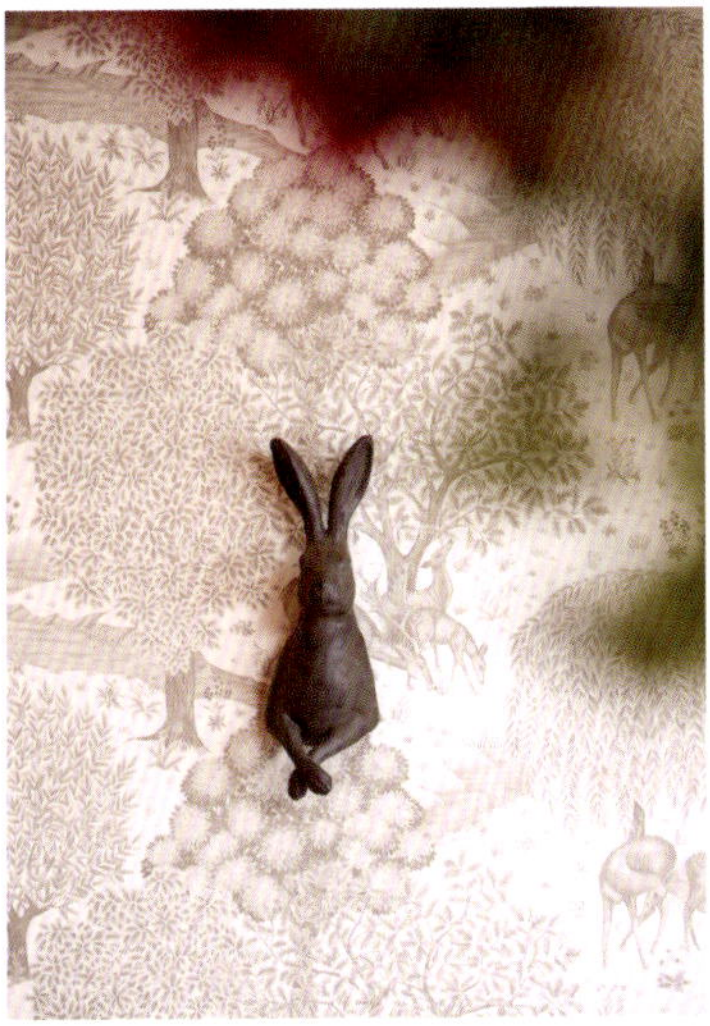

食養生の指導経験をまとめた「28Daysメソッド」

インスタで発信を始めたら、フォロワーが急増した

もともとヨガインストラクターで、自宅サロンを運営していたわたしは、リンパマッサージを加えたダイエットコースを提供していました。でも、施術で一時的に痩せても、リバウンドしてしまう方がほとんど。なぜまた太ってしまうのかをカウンセリングしていくうちに、食事の時間がバラバラだったり、欠食をしていたり、**太る要素に隠れた「不調の原因」**が、たくさん見えてきたのです。

そこで、食生活を整え、栄養をバランスよく摂ることをしっかりレクチャーし、それを受講者から毎日報告してもらうようにしたところ、みるみる結果が出始めたのです。

さらに、痩せたことに加えてお肌がキレイになったとか、疲れにくくなったとか、いろんなうれしい報告が聞けるようになりました。これらの指導を繰り返し、フィードバックをまとめることで、私のメソッドは出来上がっていきました。この食養生を28日間かけて学びながら習慣化させる方法が、本書で紹介する**「28Daysメソッド」**です。

2024年5月。「もっと多くの女性に知ってもらいたい！」と思い、軽い気持ちでインスタグラムを開始しました。わたしはもともとずぼらなので、いろんな工程をはしょって作る、超お手軽レシピを考案しては、どんどん投

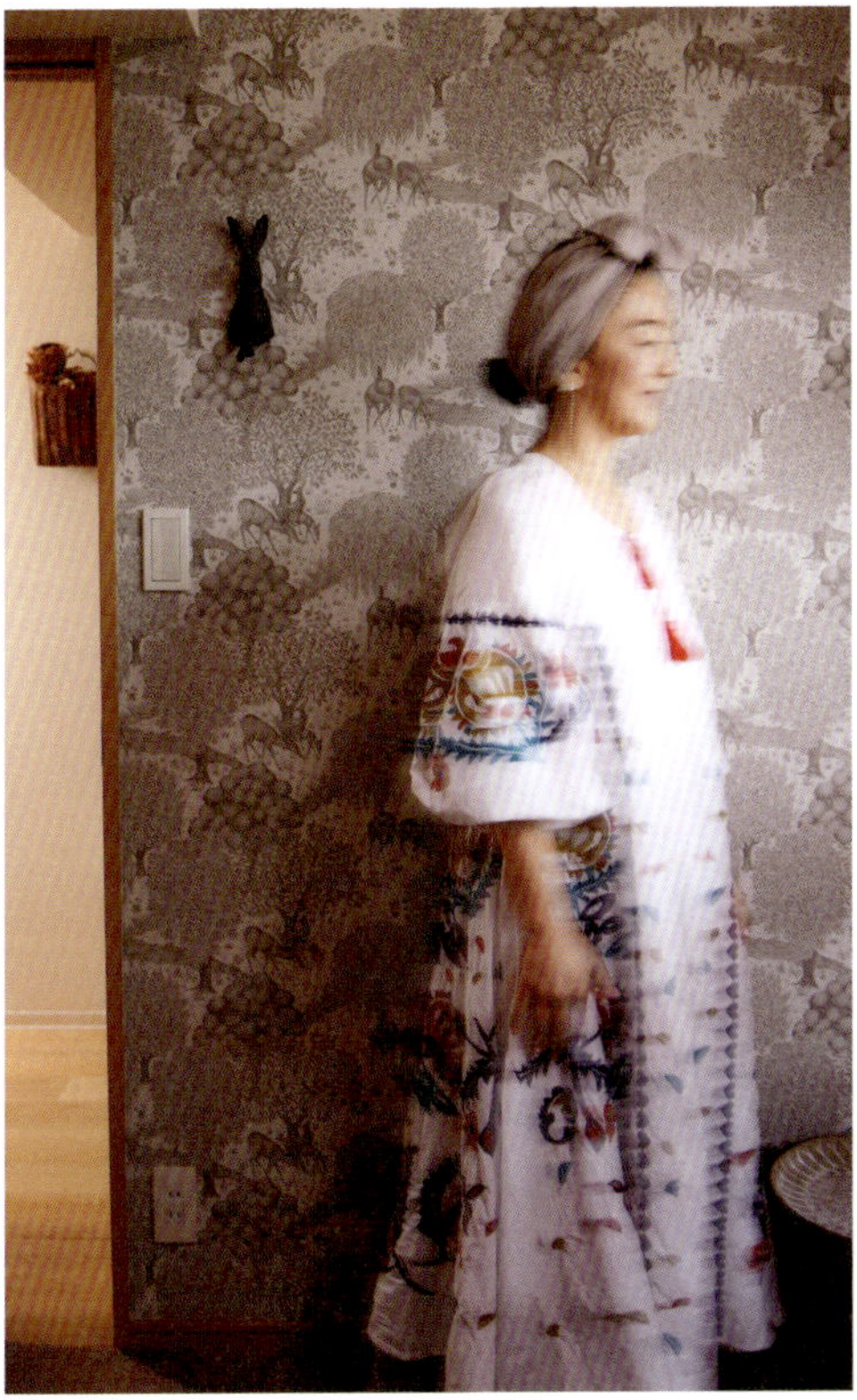

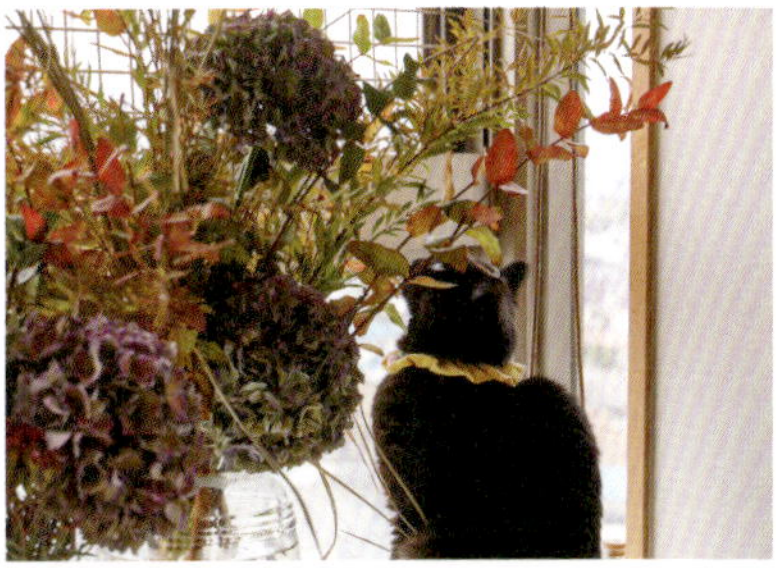

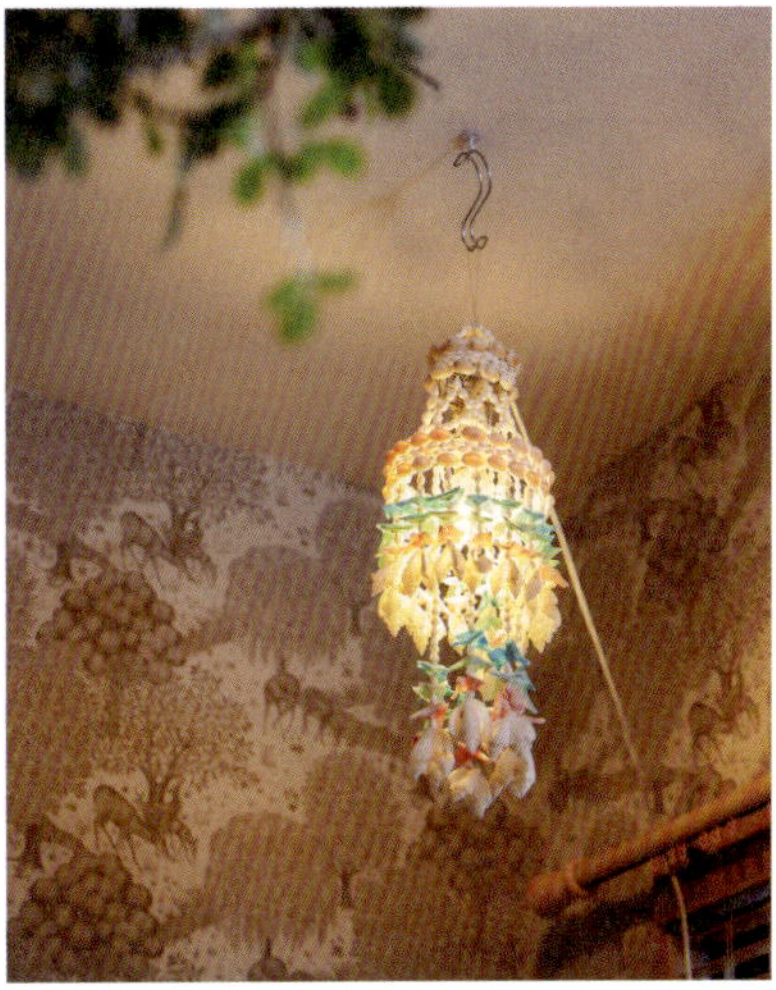

稿していきました。

　すると、驚くくらいのスピードでフォロワーが増えて、開始2カ月でなんと5万人超え。3カ月がすぎるころには、8万人に達していました。そのうち、**「食事指導をしてほしい」という問い合わせが殺到**するようになったのです。

　お試しでスタートしたオンラインの食養生コースでも、素晴らしい成果を出す生徒さんが続出しました。不安を抱えていた人生が、どんどん楽しめるものに変わっていく姿を目の当たりにして、

「これは間違いない」

と確信に至ったのです。

さあ次は、あなたの番です。

変わる準備は、できてますか？

「28Daysメソッド」でこんなに変わる

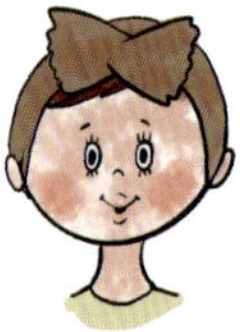

わたし自身の変化も含めて、28Daysメソッド実践者のビフォー・アフターを紹介します。わたしの生徒さんは年齢が幅広く、20代から60代の方までいます。期間や取り組み具合はさまざまだけれど、みなさん、着実に成果を出しているから、報告を聞くのがとってもうれしいです。

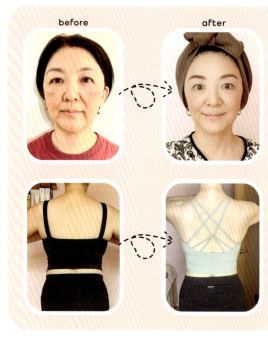

before

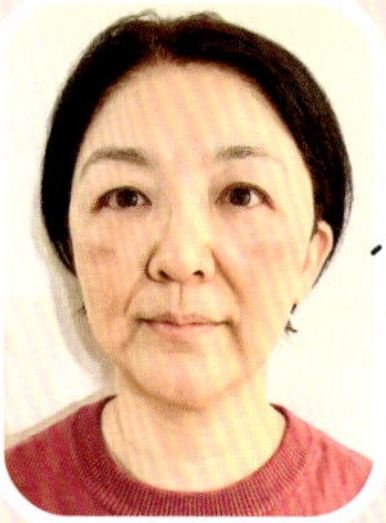

after

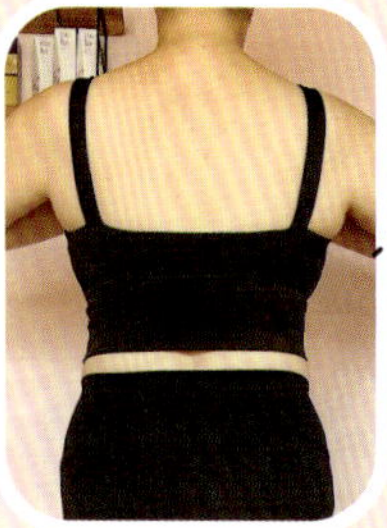

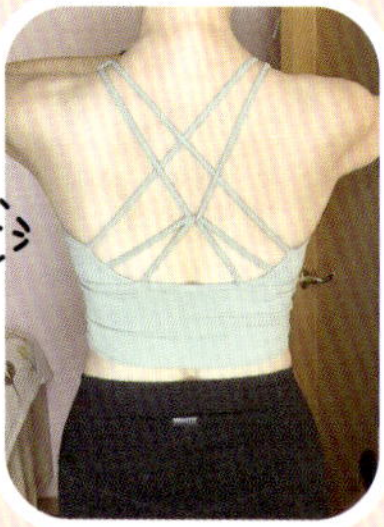

整形まで考えていたわたしが食事だけでこんなに変わった

とっても恥ずかしいけど、左側の写真は食養生を始める前のわたしです。頬に濃いめの肝斑《かんぱん》があって、さらにたるみもすごくて、当時は本気で整形を考えていたほど。でも、食事を変えただけで、あんなに悩んでいたことが嘘のように肌がキレイになって、輪郭も引き締まり、ボディラインもスッキリ。この驚きを、みなさんとも分かち合いたいと思いました

Yuiakiさん

Age.40

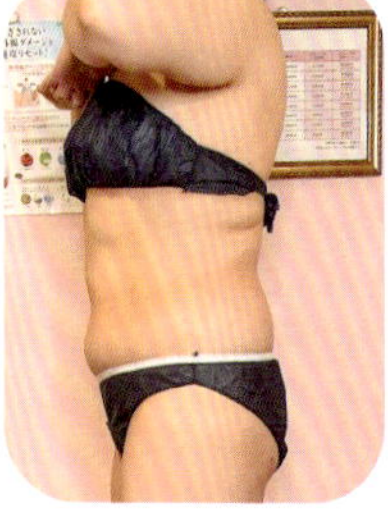

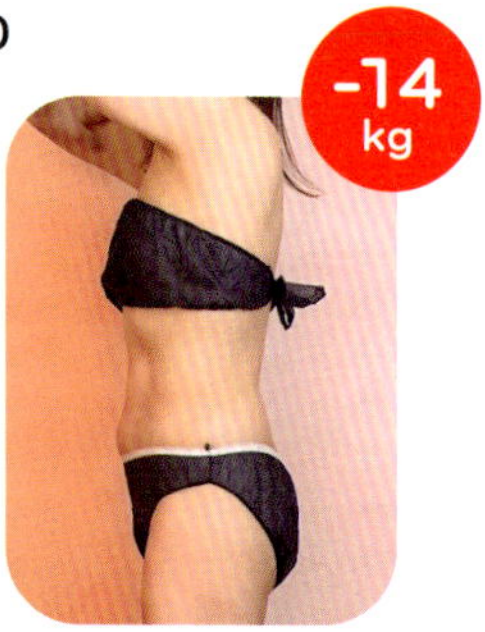

20代の体型に戻れた

産後に太ったまま、なかなか痩せられなかったのですが、20代の頃の体重に戻れて、洋服選びが楽しくなりました。しっかり食事指導いただいたので、その後リバウンドもなく過ごせています

｜実践期間｜約2年｜

えんさん

Age.50

食べたら痩せると思えるように

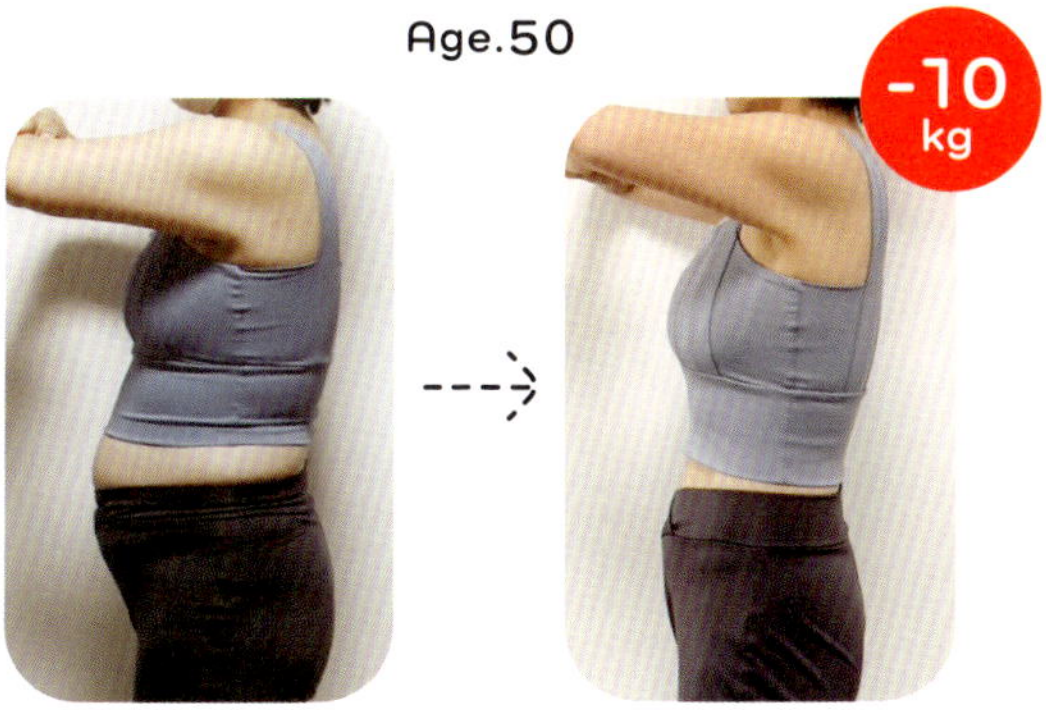

昔は自己流ダイエットで体重ばかり気にして、1日1食で栄養失調状態でした。ちゃおさんの指導でキレイに痩せて、「食べたら太る」から「食べたら痩せる」に自分の概念が変わりました

| 実践期間 | 約3カ月 |

Kazさん

Age.41

後ろ姿のシルエットがスッキリ

乳がんサバイバーなので再発予防をしたい、抗がん剤でむくんだ体をなんとかしたいと思って始めました。顔の輪郭と後ろ姿がとても変わりました。食への考え方も一新できました

| 実践期間 | 約3カ月 |

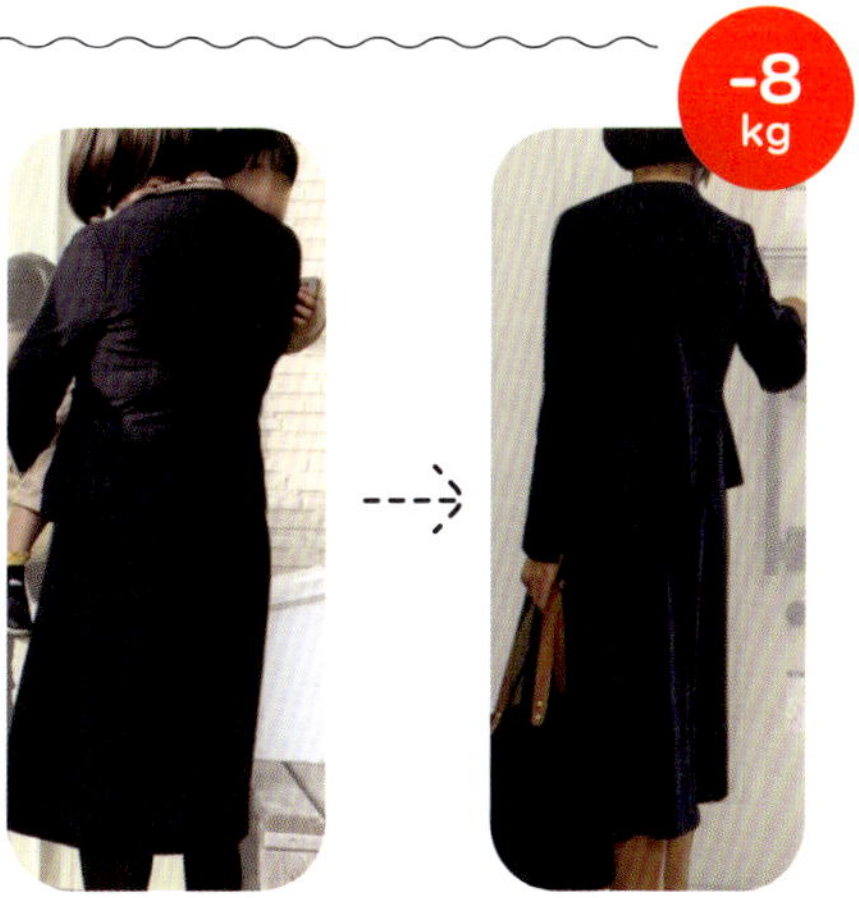

madoさん

Age.43

自分を大切に思えるようになった

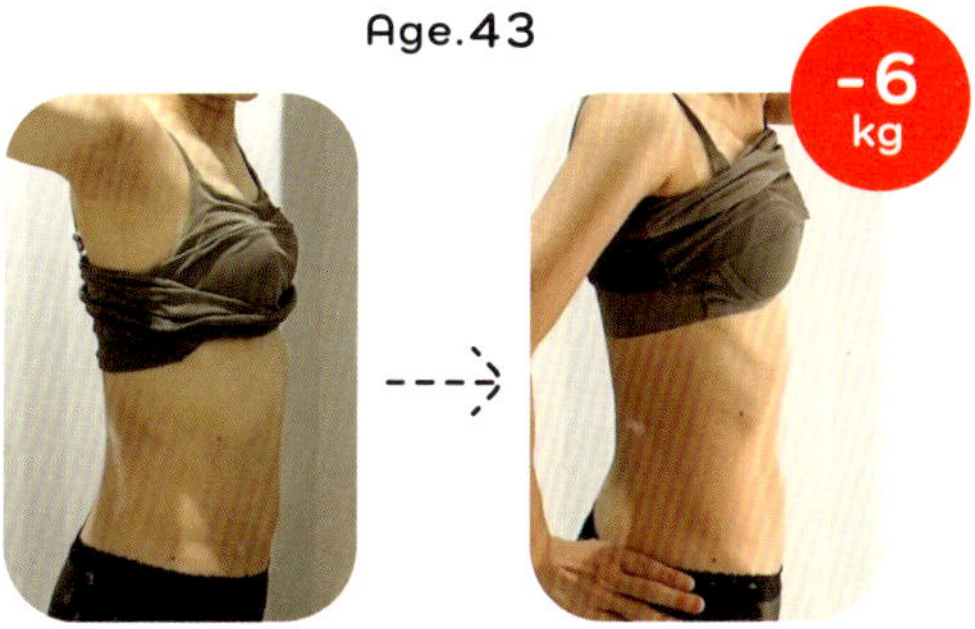

40代を迎えて体重が右肩上がり。疲れやすく常にダルさを抱えていました。28Daysメソッドに出合って人生最大級の心身のデトックスを体験！ 顔もお腹まわりもスッキリして、何より自分を大切にしようと思えました

| 実践期間 | 約3カ月 |

Contents

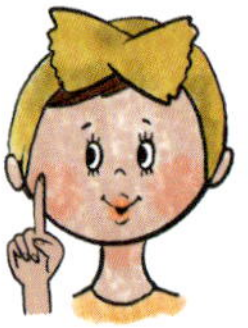

Chapter 2
日々の 食養生レシピ
Chao's Daily Recipes

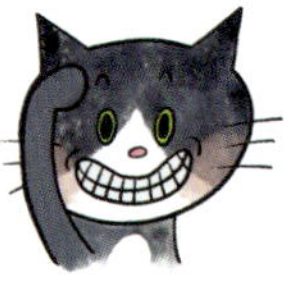

※本書で紹介しているメソッドは著者が実践してきたもので、体質によって合わない場合も考えられます。病院で治療を受けている場合は、必ず医師の指示に従ってください。また、実践する過程で体調に異変を感じた場合は中断し、医師の判断を仰ぐようにしてください。

ブックデザイン 細山田デザイン事務所
イラスト ちゃお
写真 石原麻里絵（fort）
スタイリング 木村柚加利
DTP 鴨下壮佑
栄養監修 河原希美（管理栄養士）
校正 麦秋アートセンター
編集協力 大呑智恵
編集 竹内詩織（KADOKAWA）
協力 UTUWA

Chapter 1

28日間で
体を変える方法

Chao's 28 Days Method

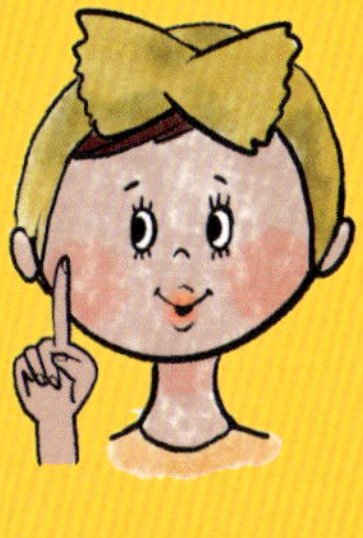

What's 28 Days Method?

何を食べるかではなく 何を食べないか

世の中には「足し算」の情報が溢れています。「これを買って使えばいい」、「あれをプラスで食べたらいい」と、何かを加えることで、変化を促すといったものです。それはそれで悪くはないのですが、わたしのメソッドはいわば「引き算」。

まずは「体に入れないほうがいいもの」を、できるかぎり食卓から減らし、さらにおいしい料理をきちんと食べる。シンプルですが、これだけで驚くほど体調が変わるんです。

不要なものを排出し、栄養バランスの取れた食事によって、本来の自分に近づいていくことを28日間周期で実践するのが、わたしの「28Daysメソッド」です。このメソッドに厳しい食事制限はありません。むしろ、しっかり栄養を摂るためには欠食しないことが大事です。28Daysを完走する頃には、きちんと量を食べているのに、体重は着実に減っていることに驚くはずです。さらに、このメソッドはダイエットだけが目的ではありません。それぞれの適正体重に近づけるので、栄養不足で痩せている人が健康的に増量するのにも効果的です。

Chapter1では、まずは事前準備期間を経て、28Daysの心構えを学んだあとに、DAY1～DAY28まで、毎日少しずつ食養生についての学びや、覚えると便利なレシピを紹介していきます。始める前から全てをマスターする必要はありません。日々、この本を開くことで、自然とわたしと同じ食養生が実践できる作りになっています。

では、さっそく準備から始めていきましょう。

たった28日間でも変化は出ます

約1カ月という短い期間でも、体重減少のほか、
フェイスラインや肌の変化を実感する人が多いです。
鏡に映る自分の変化をキャッチしてみてください。
前向きな結果がついてくると、自然とモチベーションが上がってきますよ。

before

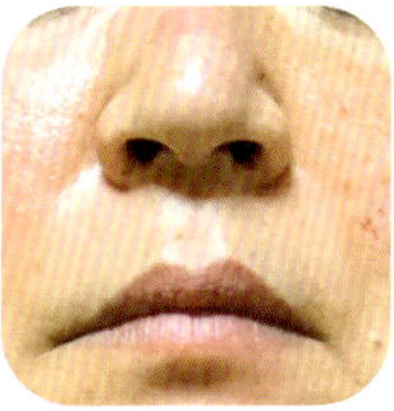

after

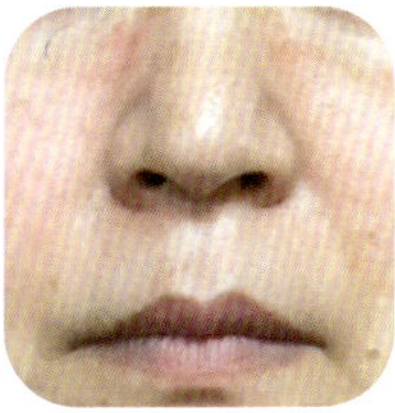

before

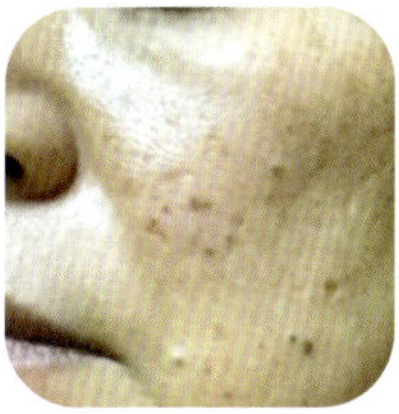

after

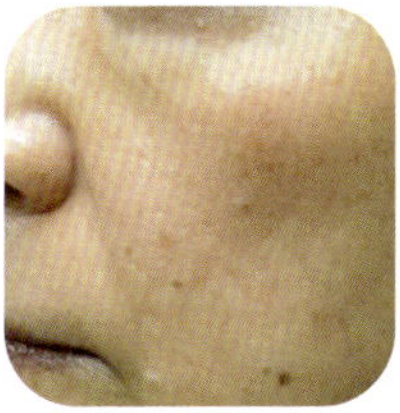

オンラインコース受講生
ひとみさん

Age.56

肌がとてもキレイに

49歳のときにひどい更年期障害に悩まされて以来、謎の体調不良が続いていました。今は体調がすこぶるよく、肌もキレイになり、8年間手放せなかった睡眠導入剤が必要なくなりました！

顔のたるみが取れた

ウェブミーティングのときに、画面に映る自分の顔のたるみが気になっていました。28Daysメソッドを始めて一気に体重が減り、むくみが取れた実感があります。ほうれい線が薄くなり、肌にハリツヤが戻ってきました！

オンラインコース受講生
田村衣吏さん

Age.45

before

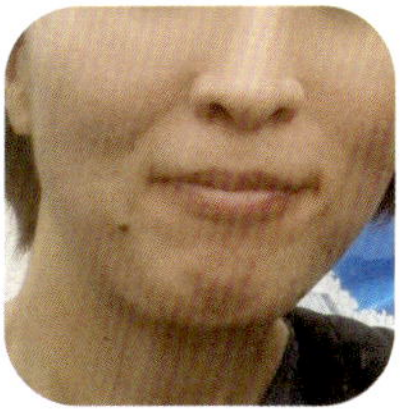

after

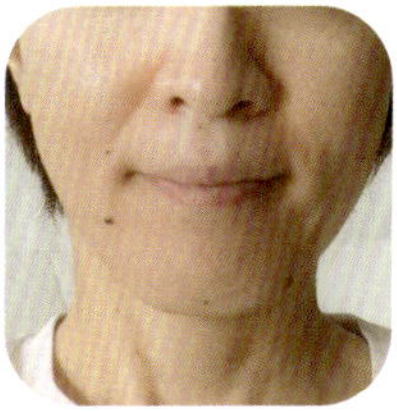

わくわく準備期間

Start!

自分に手紙を書いてみる

これから書く手紙は、誰かに見せるためのものではありません。

受け取るのは28日後の自分です。

だから、今のありのままの自分の状態を書き出してみてください。

なかなか思いつかなくても、頭の中に思い浮かんだことを、ただただ箇条書きにするだけでもいいので、書き出してみてください。

そうすると、少しずつ自分自身が、今の体の状態をどう感じているか、何に悩んでいるのかが、見えてくるはずです。

そして、「28日後に自分がどんな状態になっていたいか」も、望むままに書いてみてください。

本当になりたい自分は、どんな姿をしていますか？

どんな生活を送って、何を幸せに感じていますか？

手紙を書いてみると、自分の人生をいちばんに応援しているのは、自分自身なんだってわかります。

だから、自分との約束も守れるはずなんです。

わたしの場合は、書いているときには28日後の自分がどうなっているのかなんて、全く想像もつきませんでした。でも、手紙を受け取ったとき、自分のいろんな変化に気づいて驚いたことを覚えています。

28日後、そこにはきっと多くを乗り越えて、うれしそうに手紙を読んでいるご自身がいるはずです。

Chao's 28 Days Method

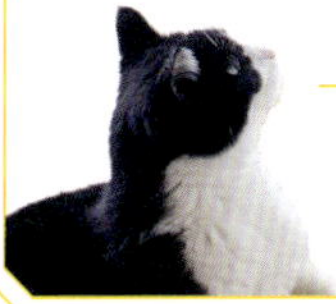

食事に使うお皿を決める

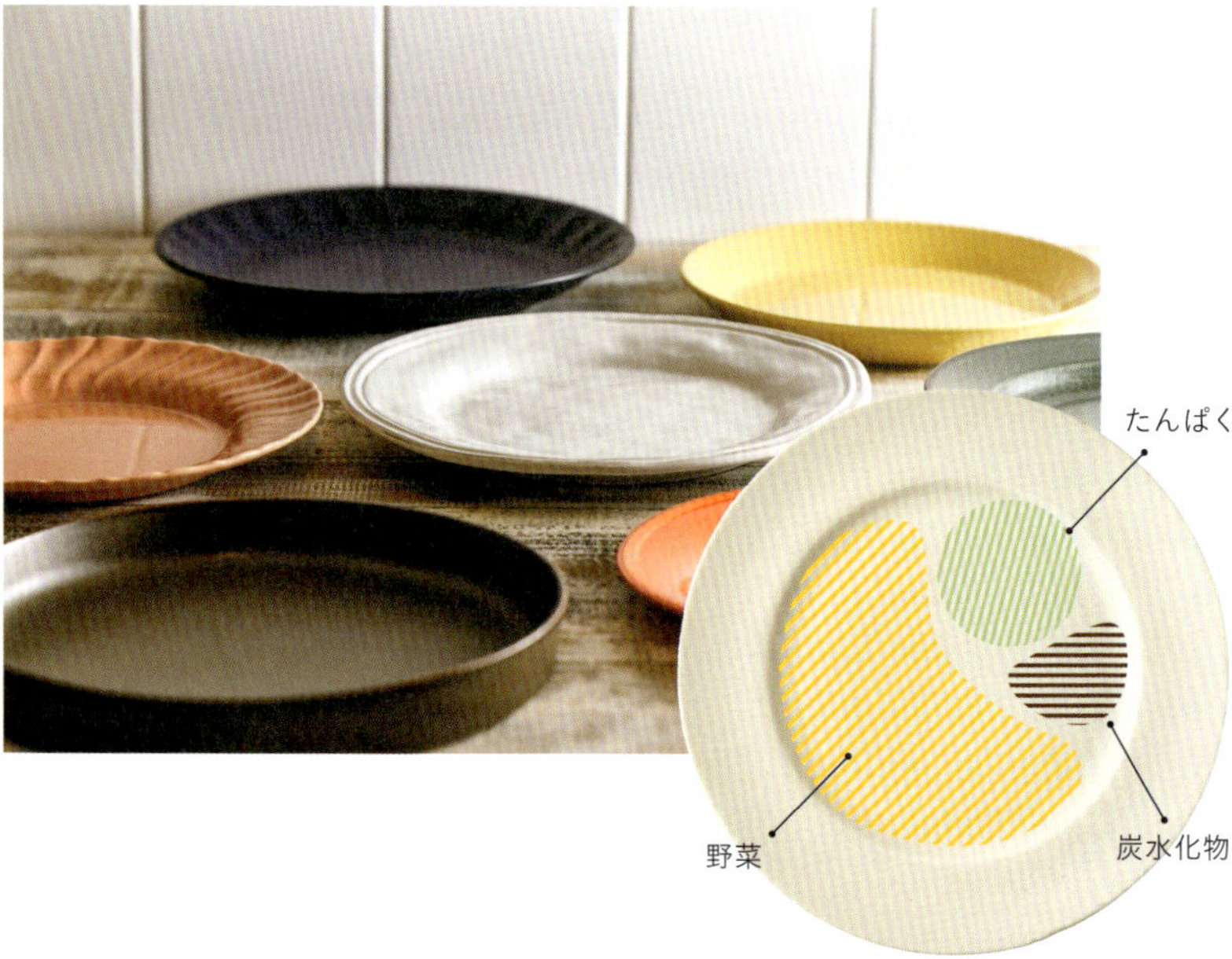

毎食ごとに栄養バランスを見たり、カロリーを調整したりするのって、結構大変ですよね。だから、そこまで厳密に計算しなくても、食べる量を把握できる方法を見つけました。

自分で使うお皿を決めて、28日間はそのお皿をメインプレートとして使いましょう。そうすると、自分がどのくらい食べているのか、把握することができます。

サイズは直径24～26㎝の大皿がいいです。平たいお皿でも、深さのあるお皿でも、このサイズならなんでもOK。毎日使うものだから、自分の好きなデザインで、気分が上がるものを選んでみてください。

大切なのは盛り付け方。お皿の3分の2は、野菜をたっぷり盛ります。3分の1には肉や魚といった、たんぱく質メインの食材を。そして、ちょっと余った隙間に、炭水化物のごはんを盛ります。この盛り付けを守っていれば、カロリーは大幅には変わりません。

お弁当を持っていく場合も同じです。お弁当箱のサイズを決めて、3分の2にお野菜、3分の1にたんぱく質、隙間に小さめのおにぎりを詰めればOKです。

水筒を用意する

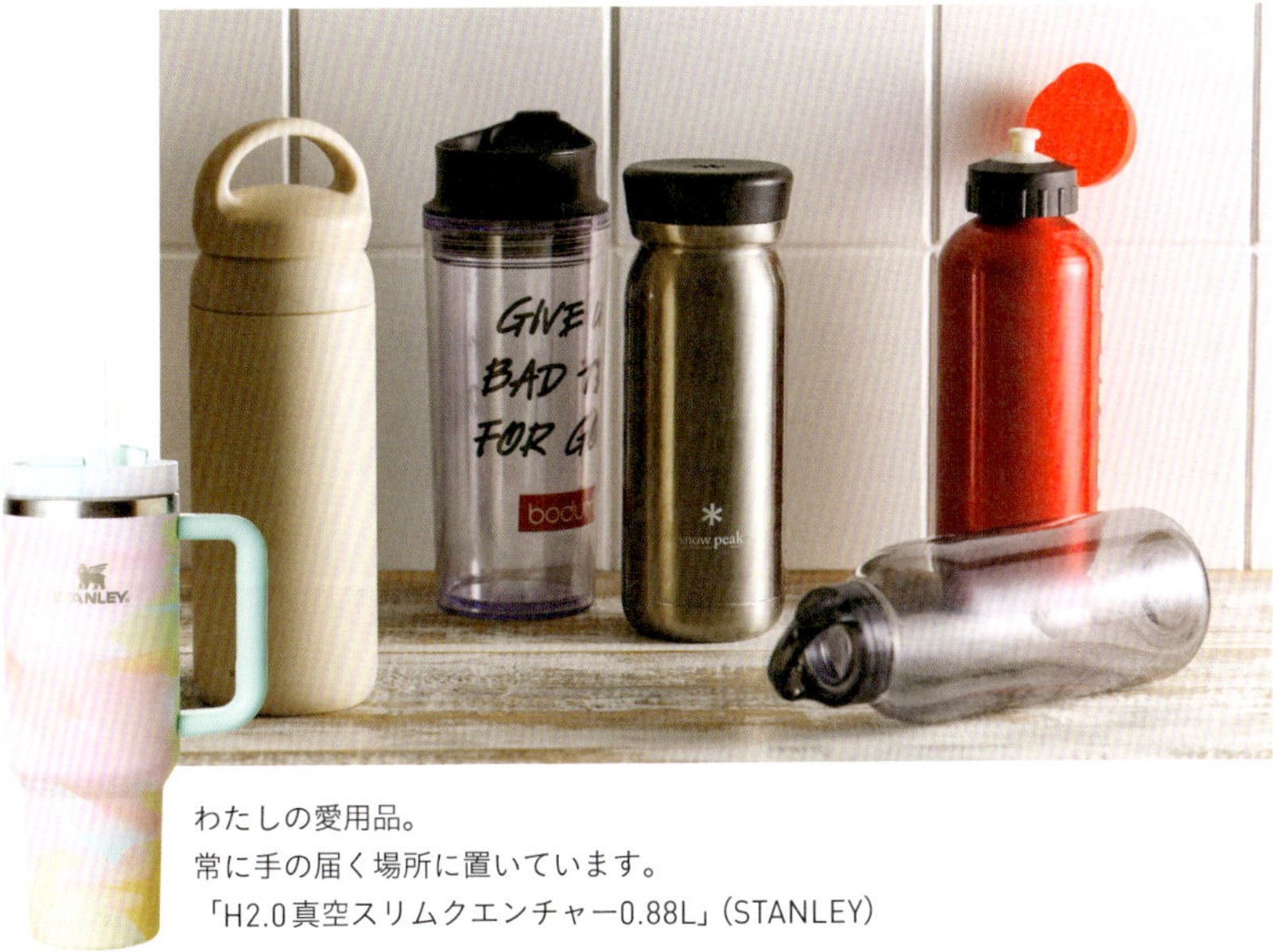

わたしの愛用品。
常に手の届く場所に置いています。
「H2.0真空スリムクエンチャー0.88L」（STANLEY）

わたしは、1日2ℓの水を飲むようにしています。

日常生活でしっかり水分を補給していると、血流がよくなり、体に溜まった老廃物の排泄が促進されるため、生活習慣病の改善につながることが期待できます。

人によってはお肌の透明感が増したり、乾燥肌が改善されるなど、美容にうれしい効果も期待できるんですよ。

でも、そんなにたくさんのお水を飲むのは、なかなか大変だと思われますよね。**わたしはお気に入りの水筒を見つけたことで、水をたくさん飲めるようになりました。**

水筒が大切な相棒となり、外出時はもちろん、家の中でも常にそばに置くようになりました。そして、トイレに行ったあとは必ず水分を摂るなど、タイミングを決めてこまめに飲んだことで、1日2ℓの水を飲むことを習慣にできたのです。

わたしの水筒は約1ℓ入る大きさですが、自分が「これだ！」と思うものなら、容量は気にせずに選んで大丈夫。

常に持ち歩きたくなるような、お気に入りを見つけることがポイントです。

家にあるお菓子とさよならする

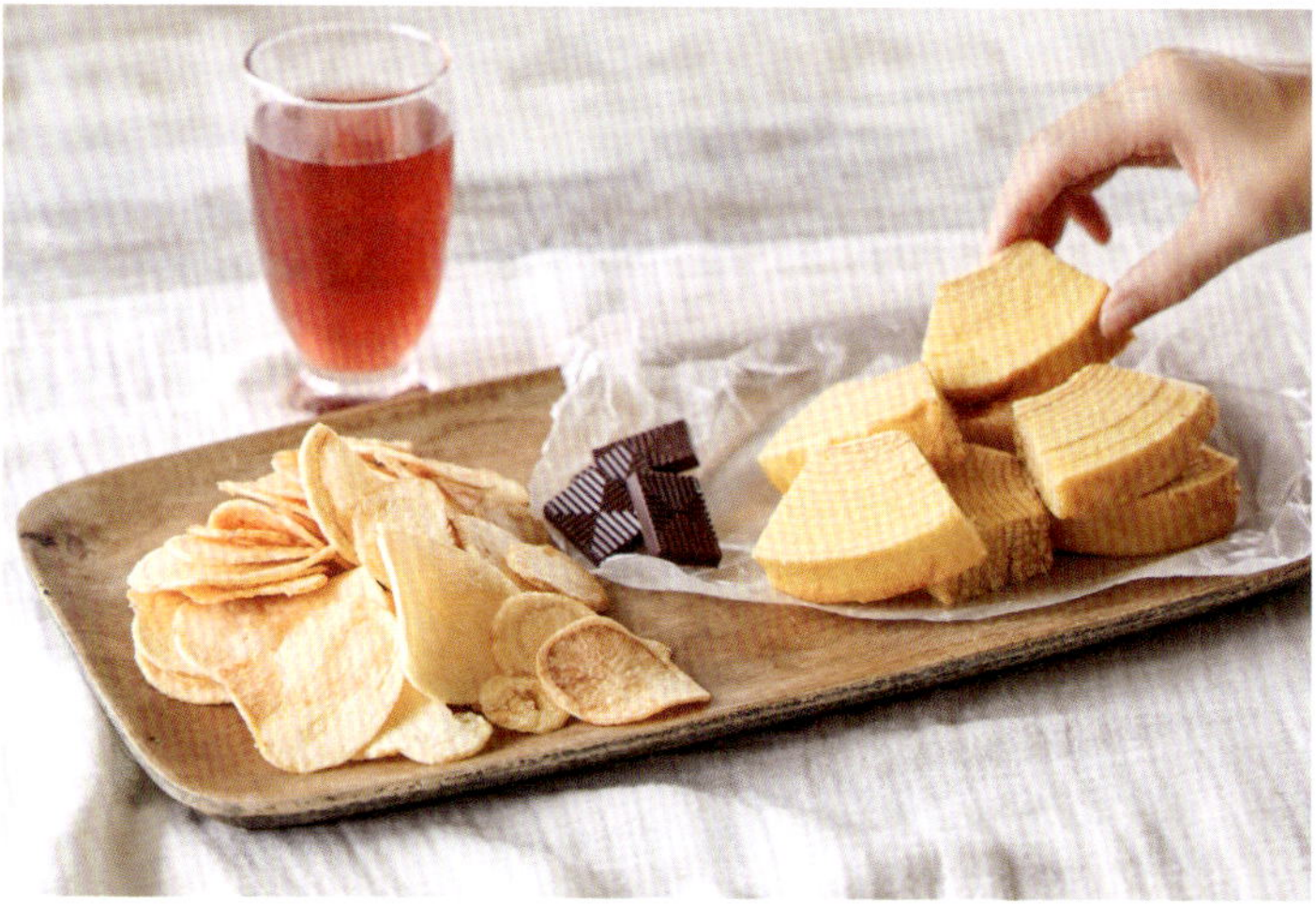

28Daysを始めるにあたって、やってほしい大事なことがあります。

それは、今おうちにある甘いお菓子やスナックなど、これからの28日間は特に食べないほうがよい食べものたちと、さよならをする儀式です。これらが残っていると、28Daysの中で、ついクセで口に入れてしまったり、我慢できずに食べてしまったりと、挫折の原因になってしまうのが、儀式をするひとつの理由です。

でも、何よりこの儀式をしてほしいいちばんの理由は、**それまで大好きだったお菓子を食べない生活を28日間送ると、「食べたい」という欲求が驚くほどなくなるからです。**

体がキレイになっていく感覚もわかり始めると、「余計なものを体に入れたくない」と、自然と思えるようになります。28日後に「二度と食べなくなるのなら、もっと味わっておけばよかった」と思っても、もう口に入れたいと思わないので、その願いは叶わないのです。

だから、コンビニに行くたびに買っていたお菓子や、お気に入りのケーキなど、大好きだった甘いものたちをしっかり味わって、「今までありがとね」ってさよならをしてくださいね。

体に入れないもの

体に入れない4毒について

乳製品

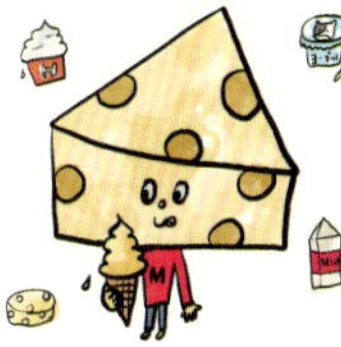

悪い油

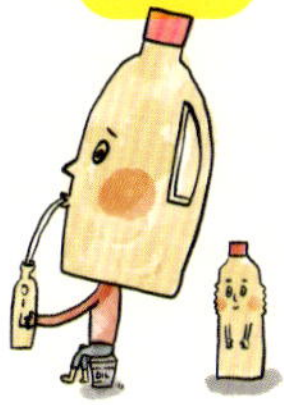

小麦

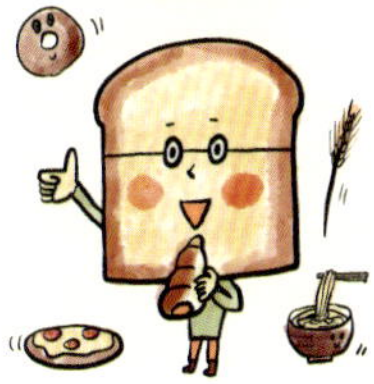

糖

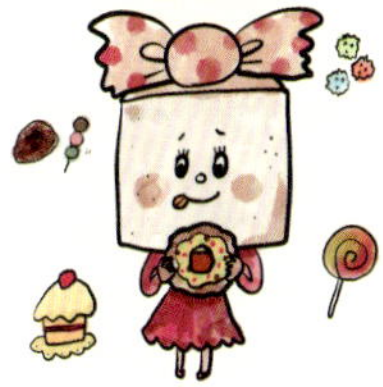

わたしの食養生では糖・小麦・悪い油・乳製品を、体に入れない「4毒」として説明しています。これはもともと「よしりん」こと、歯科医師の吉野敏明先生が提唱している概念ですが、吉野先生とわたしの考える「4毒」には、少し違いがあります。

まずひとつ目は「糖」。こちらは甘いものだけではなく、糖質全般をさしています。かといって、「糖質をゼロにする」ということではなく、悪影響を及ぼさない糖の量にしましょうね、という考えです。糖の摂りすぎによる弊害は、次頁で詳しく説明します。

2つ目は「小麦」。小麦に含まれるグルテンにアレルギー反応を起こす方は多いです。また、日本人は小麦粉を消化する酵素を持っていないといわれているので、腸内環境を乱すことも。小麦製品は買わないことをオススメしています。

3つ目は「悪い油」。わたしはココナッツオイルやオリーブオイルといった質のいい油は摂ったほうがいいと思っています。でも、酸化しやすいプラスチック容器に入った油や、コンビニのホットスナックのような、食べる頃には油が酸化している可能性のある食べものは摂らないようにしています。

4つ目は「乳製品」。牛乳に含まれる乳糖（ラクトース）が分解できず、乳製品を摂ると消化不良や腹痛などを起こす、乳糖不耐症の人は日本人に多いです。また、牛乳に含まれるカゼインは、人間の母乳に含まれるカゼインとは種類が異なり分解されにくいため、アレルギーの原因になりやすいといわれています。

体に入れないもの

まずは5日間で糖を抜く

最初に控えるのは「糖」です。

わたしは以前、甘いものが大好きでした。がんになってからいろいろと栄養学を学んで食養生を頑張り、添加物やファストフードをやめていったのですが、最後までどうしてもやめられなかったのが甘いもの。

糖質はたんぱく質、脂質とともに三大栄養素のひとつなので、必要な栄養素ではあります。でも、現代の食生活では、必要以上の糖質を摂ってしまいがち。摂りすぎた糖は体の中でたんぱく質などと結びつき、「糖化」という現象が起こります。この糖化によって老化促進物質であるAGEs《エージーイーズ》（終末糖化産物）が作られ、多くの不調の要因となっていくのです。

糖を断つと、この糖化が収まり体のさまざまな不調が改善していきます。わたし自身も、あるとき意を決して糖をやめてみたら、驚くくらいの変化がありました。ひとつは1カ月で5kg近く痩せたこと。もうひとつは、肌がキレイになったこと。糖を控えただけで、こんなに変わるなんて思ってもいませんでした。この経験がモチベーションとなり、わたしはようやく糖依存とさよならできたのです。

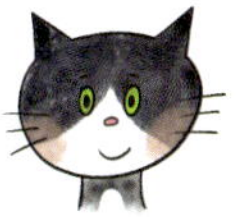

28日間の流れ

最初の5日間
甘いものと決別

6日〜14日目
糖質をいちばん下げる期間

15日〜21日目
1日1食どこかで80gの米を食べる

22日〜28日目
自分に合った炭水化物量を見つける

最初の5日間は口にしないもの

砂糖、お菓子、甘いパン、チョコレート、清涼飲料水、甘いフルーツ、はちみつなどの甘いもの全部。甘いという味覚への依存をなくすため、甘く感じるものを全て断つ。糖質を含む米も本来はやめたほうがいいが、好転反応が強く出る可能性があるので、ここでは食べすぎない程度に収める。

6日目から口にしないもの

米。パン、パスタ、うどんなどの小麦製品。透明なプラスチック容器に入った油、コンビニの揚げ物、マヨネーズやドレッシングなど植物油脂を含んだ加工食品。牛乳、チーズ、ヨーグルトなどの乳製品。
15日目から口にしていくもの：
米（白米・胚芽米・玄米・雑穀米etc.）80g。

最初の5日間はとにかく甘いものを徹底的にやめて、糖と決別する期間です。「できる範囲で摂らない」ではなく、思い切って「絶対に摂らない」と決めてください。

　私のオンラインコースでは、最初から4毒全てを抜いていきますが、傍《そば》で並走する人間が不在でこれをやってしまうと、頭が痛くなったり、気分が悪くなったりといった好転反応が強く出てしまうので、本書では、まずは慣らし運転の期間を設けることにしました。**これを乗り越えると、糖への依存度が低くなり、この後がとても楽になります。**

　6日目から14日目までは、いちばん糖質を下げる期間です。この期間は甘いものに加え、小麦粉、悪い油、そして乳製品を断ちます。ここまでしっかり頑張れたら、自然と甘いものを食べたい欲求が消えているはずです。

　折り返し地点の15日目からは、1日80gのごはんを食べ始めます。そして、自分に合った糖質量を見極めていきます。お米の食べ方については、DAY15（P.66）で詳しく説明するので、今はなんとなく流れを理解しておくだけで大丈夫です。

食を楽しむ

突然ですが、昨日の夕飯に何を食べたかを、すぐに思い出せますか？「あれ、何食べたっけ？」となってしまうなら、食と向き合っていない証拠です。

スマホに夢中だったり、忙しくてやっつけで食事を終わらせたり、そんな習慣を続けている限り、食養生はうまくいきません。

ここでは、28Daysで実践してほしい食べ方をいくつか紹介します。

一見難しく思えるかもしれませんが、**この食べ方を実践すると、食と向き合うことにつながり、食材そのものの味をしっかり味わえるようになっていきます。**

何より、食事を心から楽しめるようになりますよ。

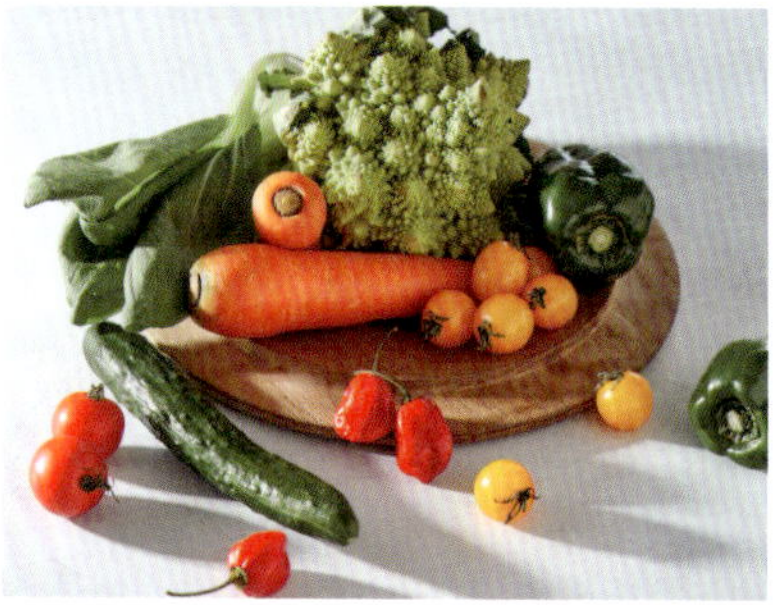

色とりどりの食材を

朝・昼・晩の3食を決まった時間にきちんと食べることが基本です。食材は色とりどりのものを食べることを意識してみてください。食材にはいろんな色があり、その食材が持つ代表的な栄養素を表しています。色を取り入れることは、ビタミンやミネラルをバランスよく摂ることにつながります。

自分の心と体の声を聞く

28Daysにおける食事は、口に入れないものを決めているだけで、どんなメニューにするかは自分次第です。大切なのは、自分の体を作るものとして、食事を楽しむこと。自分の心や体が発するメッセージをその都度しっかり聞きながら、心や体が喜ぶと感じるものを選んで食べてみてください。

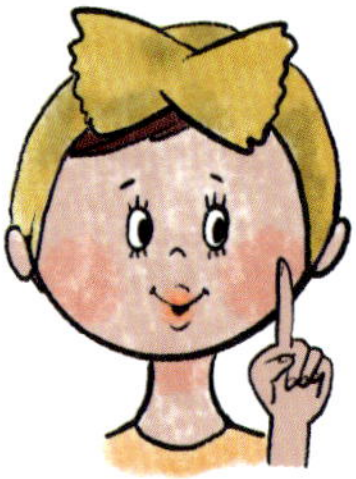

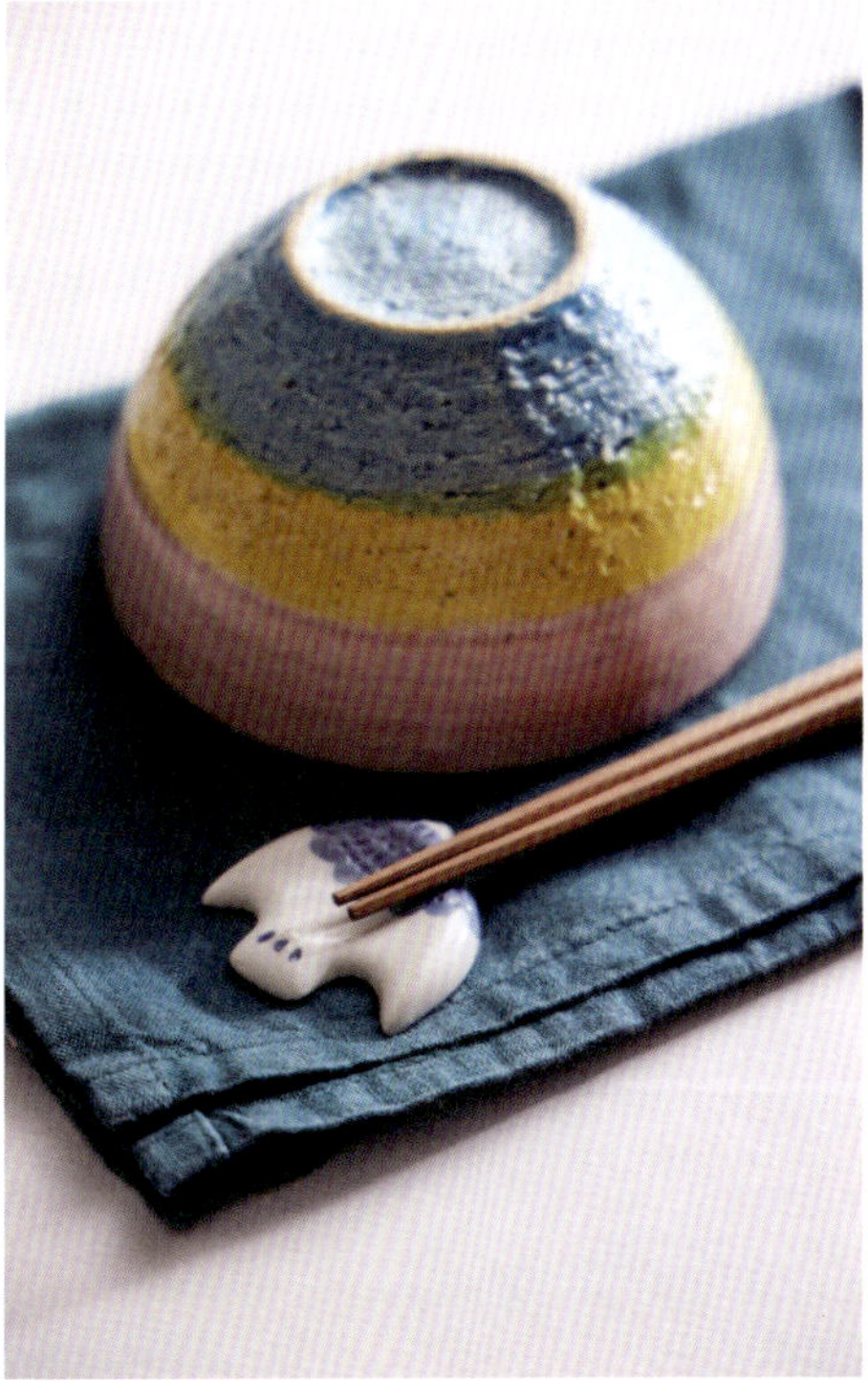

ながら食べはしない

食事中はテレビやスマホを見ないようにしましょう。例えば、サラダを食べるとき、ドレッシングの味で満足している人が多いです。けれど、全ての野菜にそれぞれの味があり、その違いを味わうことで、素材を楽しむことができるのです。テレビやスマホを見ながらのながら食べでは、素材の味の違いを感じることはできません。それは、食べ物に対して失礼な食べ方です。

箸置きを使う

食事はできるだけゆっくり食べることを意識してください。急いで食べると消化不良を起こしたり、血糖値が急上昇したりといった弊害があるからです。一度の食事に30分は使ってほしいところ。箸置きを用意して、一口食べるたびにお箸を置く習慣をつけましょう。自然とゆっくり食べることにつながり、早食いを防止できます。

よく噛むこと

胃腸の調子が悪い方は、しっかり噛んでいない場合が多いです。しっかり噛むことで、口の中である程度消化が進みますし、いつもより少なめの量で満足することができるんです。できれば30回は噛んでから飲み込むようにしましょう。よく噛むことを意識すれば、つい食べすぎて、お腹が重くなるようなこともなくなります。

1日2ℓを目標に水分を摂る

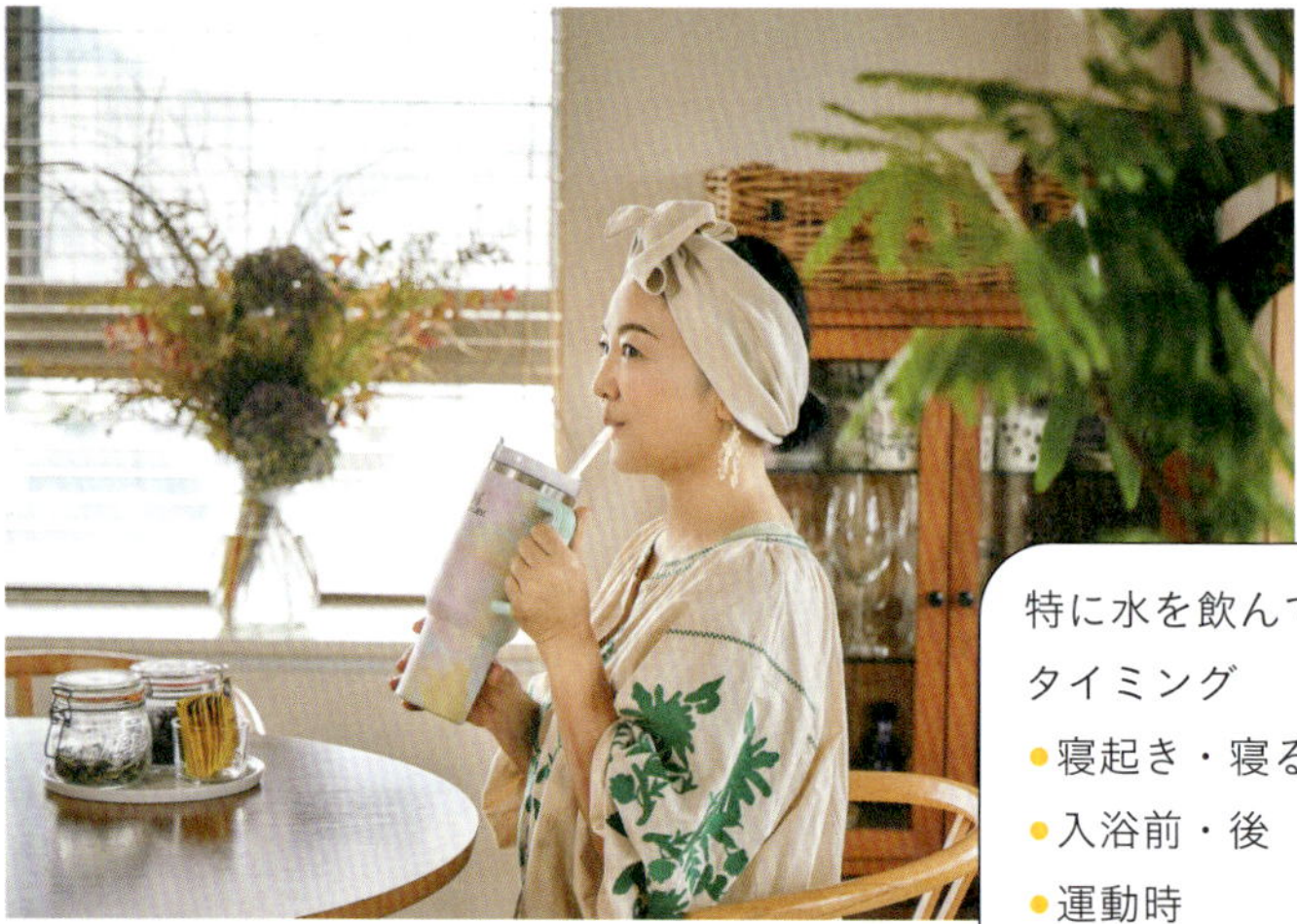

特に水を飲んでほしいタイミング

- 寝起き・寝る前
- 入浴前・後
- 運動時
- 食事前
- 排尿のあと

人間の体の約60%は水分でできています。年齢を重ねるとその割合は少しずつ減っていくけれど、私たちの体の大半が水分であることには変わりありません。

水分を摂りすぎるとむくむと思っている方も多いですが、実は逆で、水分が不足することで、体が水分を排泄せずに保とうとするため、それがむくみの原因になるとされています。

トイレでおしっこをするたびに水分を補給する習慣をつけていけば、体は「水分が入ってくる」と認識して、しっかり排泄できるようになっていきます。

そうすると、老廃物も水分と一緒に体外に排出され、体の中の水の循環がよくなります。**水分をしっかり摂ることは、健康面でも美容面でもメリットが大きいのです。**

便秘の人に飲む水の量を聞いてみると、たいてい1日1ℓ以下。乾燥肌の人も、水分の補給が足りていない人が多いです。十分な水分の補給で、便秘や乾燥肌も改善していきます。

水だけを飲むことが負担に感じる人は、温かいお茶でも大丈夫。ただ、その場合はカフェインレスを選んでください。

Q&A

Question

ランチにお弁当を作る余裕がありません。コンビニに売っているもので、食べていいものはありますか？

Answer

もし私がランチをコンビニで選ぶとしたら、おむすび1個＋味噌汁＋サラダ＋サバ缶（パウチの魚でもOK）です。魚は良質な油とたんぱく質が摂れるので、意識して選んでみてくださいね。

Question

野菜は無農薬のほうがいいのでしょうか？無農薬じゃない野菜の場合は何か対策はありますか？

Answer

わたしは無農薬の野菜の定期便を利用していますが、普通にスーパーで売られている野菜で大丈夫です。農薬が気になる場合は、重曹や、天然由来成分を使用した野菜用洗剤などで洗ってから使うといいですよ。

Question

外食や飲み会のときはどうしたらいいでしょう？お酒は飲んでいいのでしょうか？

Answer

できるだけ回数は減らしたいところですが、外食や飲み会のときは気にせずに楽しむことも大事です。気をつけるポイントは、2日以上続かないようにすること、揚げ物、小麦粉メインのものはなるべく避けること。お酒は飲んでOKですが、飲みすぎないこと。また、焼酎やウイスキーなど糖質を含まない蒸留酒を選ぶとよいでしょう。

Question

フルーツは食べていいですか？

Answer

わたしにとって甘みのあるフルーツはケーキと同じです。嗜好品として捉えているので、ほぼ食べないです。

Q&A

28Daysメソッドの疑問にお答え PART 1

Question

3食しっかり食べても甘いもの欲が収まらず、低糖質スイーツを食べています。主食を増やしたほうがいいですか？

Answer

食べてもお腹が空くのは栄養不足です。主食を増やすというより、栄養をバランスよく摂ることが大事。

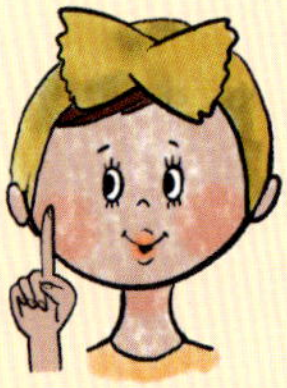

Question

ちゃおさんのメソッドはケトジェニックなのでしょうか？

Answer

ケトジェニック（主な体のエネルギー源を糖質ではなく脂質にする食べ方）ではなく、糖に依存しすぎないようにしているだけです。何かひとつに偏ることなく、ハイブリッドにエネルギー回路が使えるようにすることを心がけています。

Question

雑穀や玄米は食べないほうがいいでしょうか？

Answer

食べていいのですが、炭水化物を摂りすぎて栄養が足りてない「質的栄養失調」になっている方も多いので、ほどほどにバランスよくですね。

Question

家族（夫&子ども）にも食事を作る場合、どうしたら上手に28Daysメソッドを実践できますか？

Answer

家族と自分用の食事を別々に用意するのは正直大変だから、家族にも自分と同じ食事を食べてもらうのが近道です。ご家族と一緒に実践する際のコツをいくつかあげますね。

- 子どもは成長のためのエネルギーが必要なので、炭水化物量は減らさない。
- 子どもの間食は、お菓子の代わりにシャケや昆布などを入れた小さなおむすびにする。
- 夫がポテトチップスなどの嗜好品を食べるときは、自室で食べてもらう。

Chao's 28 Days Method

さあ、
自分を変える
28 Days
が
始まります！

28Daysメソッドに必要な知識や習慣、覚えておくと便利なレシピを、毎日ひとつずつ紹介しています。1日ごとにその日の内容を実践するという意味ではなく、28日間で徐々に食習慣を変えるための道標のようなものです。進め方は自由で、1日ずつでも、何日か分をまとめて先に読んでも大丈夫。でも、それぞれの時期に見合った情報を載せているので、途中を飛ばさずに読んでくださいね。

DAY 1

自分の顔・体の写真を撮る

28Daysの初日は、まずは自分の写真を撮ることからスタートします。

恥ずかしいかもしれませんが、今のご自身のありのままの姿を直視しておきましょう。なぜなら、これから28日後には、きっと目に見える変化が起きているはずだから。その変化を自分の目で確かめてもらいたいのです。

まず、肌の状態の変化がわかるように、すっぴんの状態で顔を撮影しましょう。肌荒れやシミなど、気になる箇所はアップで撮影してください。体に肌荒れが起きている場合は、そちらも撮影しておきましょう。

次に全身を体のラインがわかる服装で(できれば下着や水着など)、姿勢を正した状態で撮影します。ご自身で撮影する場合は、簡易のスマホ用三脚などを使うといいでしょう。

撮影する場所は、白壁など背景が何もないところで、カーテンを閉めて、部屋の電気をいちばん明るくした状態で撮影します。こうすることで、部屋に差し込む自然光の影響を受けにくくなります。

自分の体の撮影は、できれば何日かおきに行うと、より変化の過程がわかってオススメです。

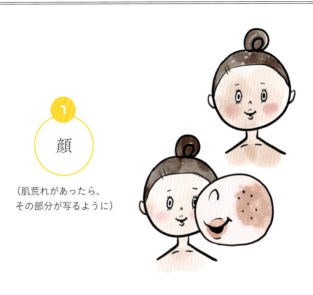

1

顔

（肌荒れがあったら、
その部分が写るように）

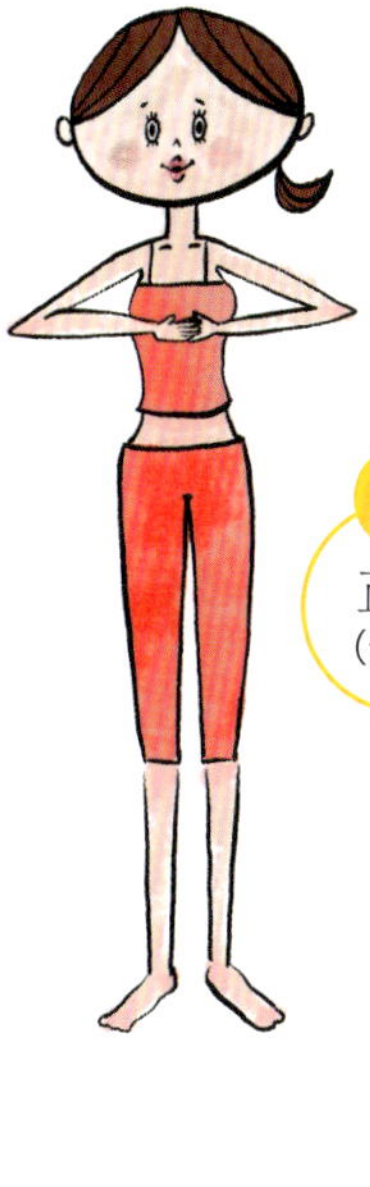

2

正面
（全身）

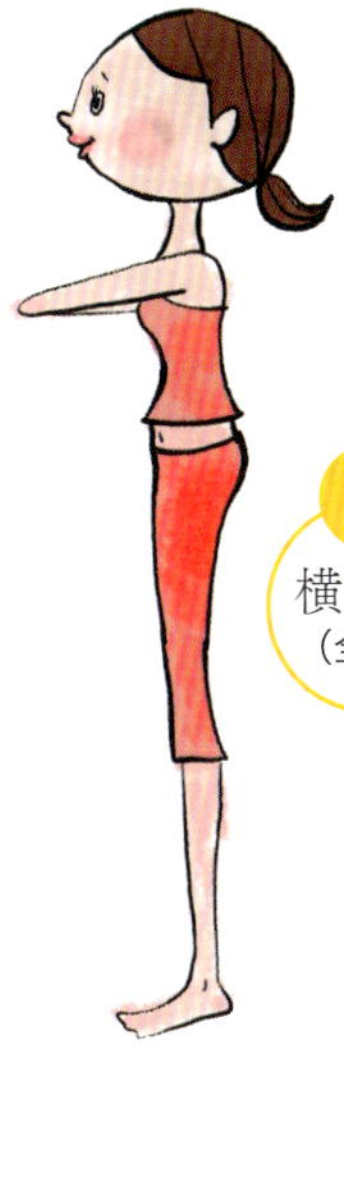

3

横向き
（全身）

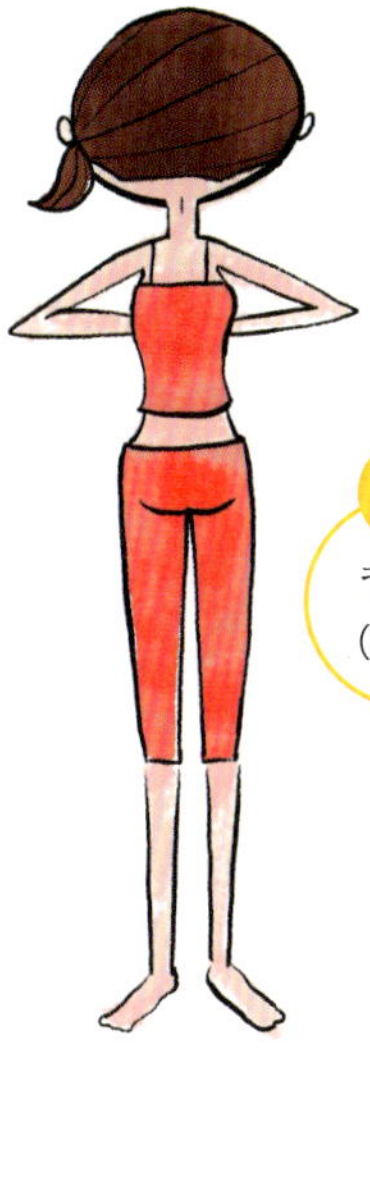

4

背面
（全身）

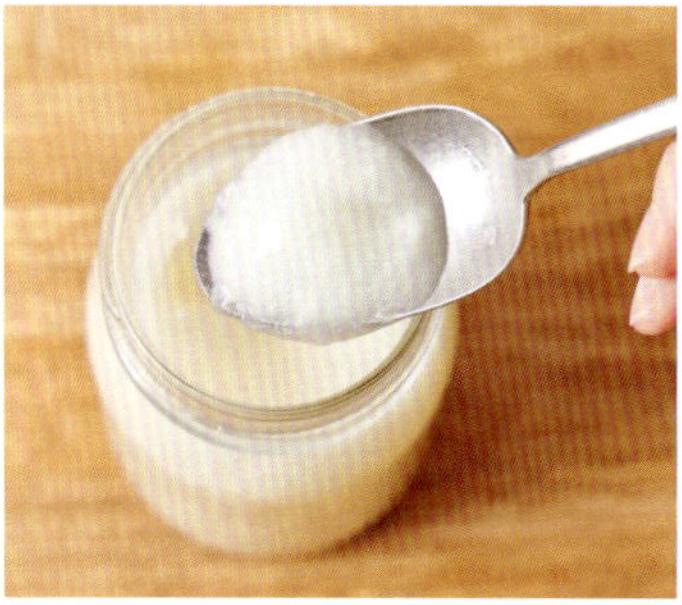

DAY 2

ココナッツオイルのオイルプリング

HOW TO

1 ココナッツオイルを小さじ2〜大さじ1ほど口に含む。

2 唇は閉じたままオイルを口の中で動かし、15分ほどかけてまんべんなく口全体に行き渡らせる。

3 終わったらオイルを吐き出し（排水口には流さず、ティッシュに取る）、口をゆすぐ。初めての人は、最初は5分くらいから始めると続けやすい。

私は毎朝歯を磨く前に、朝食の準備をしながらオイルで口の中をすすぐ「オイルプリング」をやっています。

オイルプリングは、インドの伝統医学・アーユルヴェーダを起源とする口腔ケア法です。プリングには「引き剝がす」という意味があります。口の中の細菌をオイルで絡め取って排出し、免疫力を上げる効果があるといわれているんです。口は腸への入り口なので、食べ物や唾液を飲み込むと、口の中の細菌も胃や腸へと入り込みます。また、口腔内フローラ（細菌、ウイルス、真菌といった微生物の集団）のバランスが腸内フローラに影響を与えることも、近年の研究でわかってきているそう。**お口のケアは、腸活と同じくらい大切なんです。**

歯磨きのようなスッキリ感はないけれど、オイルプリングで口の中の環境をキレイに保ちましょう。

さらに毎日続けることで、お口まわりのエクササイズにもなります。わたしはたるみが減った実感がありますよ。

ぜひ「くちゅくちゅ」してみてください。

DAY

3

MCTオイルコーヒー

毎朝コーヒーに砂糖を入れて飲んでいた人は、糖を断つことで朝のエネルギー不足を感じているのではないでしょうか？

そんなときにオススメなのが「MCTオイル」と呼ばれる中鎖脂肪酸100％のオイルです。中鎖脂肪酸は、一般的な油に含まれる長鎖脂肪酸と比べると、**4倍も早くエネルギーとして消化され、脂肪として蓄積されにくいという特徴を持っています。**

28Daysメソッドで糖を断つと、エネルギー切れを起こしたかのように感じる人が多いです。実際は、これまで糖を摂取することによって起きていた〝シュガーハイ〟が収まっただけなのですが、最初は枯渇感に悩まされると思います。

朝のコーヒーにMCTオイルをスプーン1杯程度入れて飲むと、糖に代わるエネルギー源として働いてくれるので、お腹が空きにくくなる、集中力が高まる、といった効果が期待できます。コーヒーを飲まない方は、朝のサラダにかけてもいいですよ。

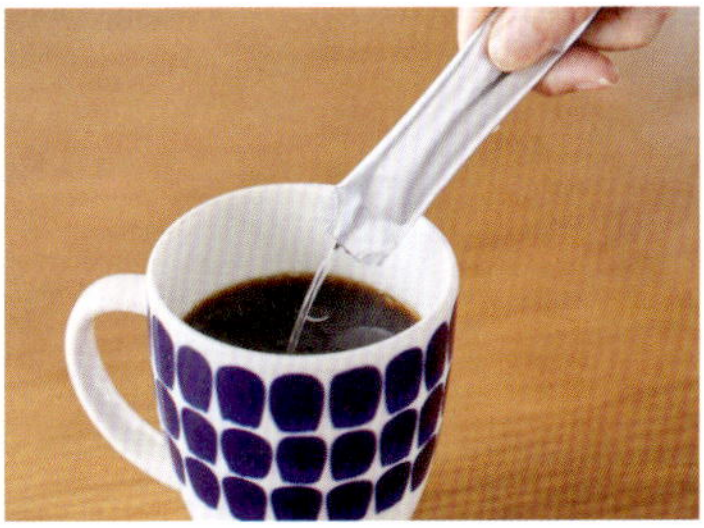

Q

カフェインは摂ってもいいのですか？

A

朝のカフェインはドーパミンを刺激して、眠気を覚ましてくれたり、集中力を高めたりするので、適量ならOKです。

DAY

4

朝いちばんのレモン水

朝いちばん、丸ごと1個をギュッと搾ったレモン水を飲むことが、私のルーティンです。

ビタミンCを豊富に含むレモンには、老廃物の排出促進や免疫力の向上、アンチエイジングなど、健康や美容に役立つさまざまな効果が期待できます。

私の地元・広島はレモンの産地として有名なので、地元で採れたレモンを使っています。もちろん広島産にこだわる必要はないのですが、できれば国産で、残留農薬の心配がないものを選んでくださいね。生のレモンより、クエン酸を入れて飲まれている方も多いと思いますし、それはそれで悪くはないのですが、私の食養生の考え方においては、精製や加工がされていないホールフードをいただくことを大切にしています。**つい捨ててしまいがちな野菜の皮や葉、種には、ビタミン、ミネラル、食物繊維などが豊富に含まれているからです。**

私はレモン水にときどき無濾過のりんご酢を入れています。無濾過のりんご酢には、マザー（酢酸菌などの濁り成分）が入っており、酵母が含まれているので、腸の善玉菌を増やし、免疫を強化してくれることが期待できるからです。

朝のレモン水、ぜひ習慣にしてみてください。

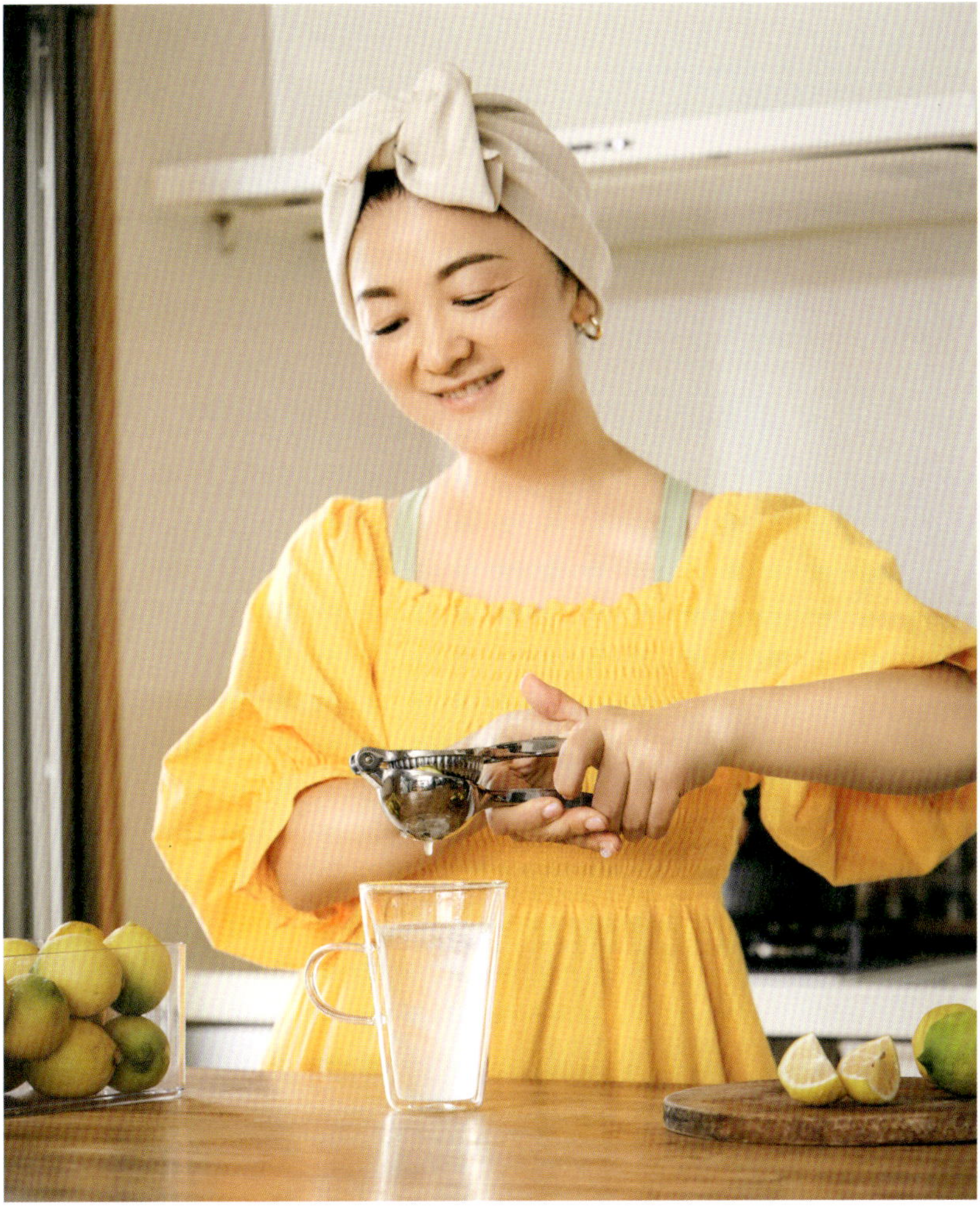

HOW TO

1 ℓの水にレモン1/2個を搾り、皮ごと水に入れる。水の代わりに炭酸水を使ってもOK。りんご酢を大さじ1足してもよい。さらに、にがりを2、3滴入れるとミネラル補給になる。

DAY
5

トーストがどうしても食べたいときに

以前のわたしは大のパン好き女でした。お気に入りのパン屋さんがいくつかあったり、わざわざ喫茶店に厚切り食パンのモーニングを食べに行くこともあったほど。そんなわたしにとって、朝食のカリッとしたトーストは、まさに定番でした。

小麦粉断ちをした今、朝食はたっぷりの野菜とコーヒーで大満足になり、もうトーストを口にすることはなくなったのですが、ときどき、記憶の奥底にあるあのサクサクの食感を思い出して、恋しくなることがあります。

そこで、高野豆腐をアレンジしてみたらどうだろうと思いつき、「トーストもどき」を作ってみました。**見た目はそっくりですが、栄養価は高野豆腐のほうが断然上。カリッと焼かれた高野豆腐は、まるでトーストを食べているかのような感覚が楽しめます。**味はとっても薄いので、お好みのスプレッドをつけて召し上がれ。わたしはバターの代わりにギー（バターを煮詰めて濾《こ》したもの）をのせて、岩塩をパラパラッとかけて食べるのがお気に入りです。

高野豆腐はとてもヘルシーな食材ですし、保存もきくので、おうちに常備しておくと便利です。トーストもどきだけではなく、アレンジ次第でフレンチトーストもどきや、揚げパンもどきもできちゃいますよ。

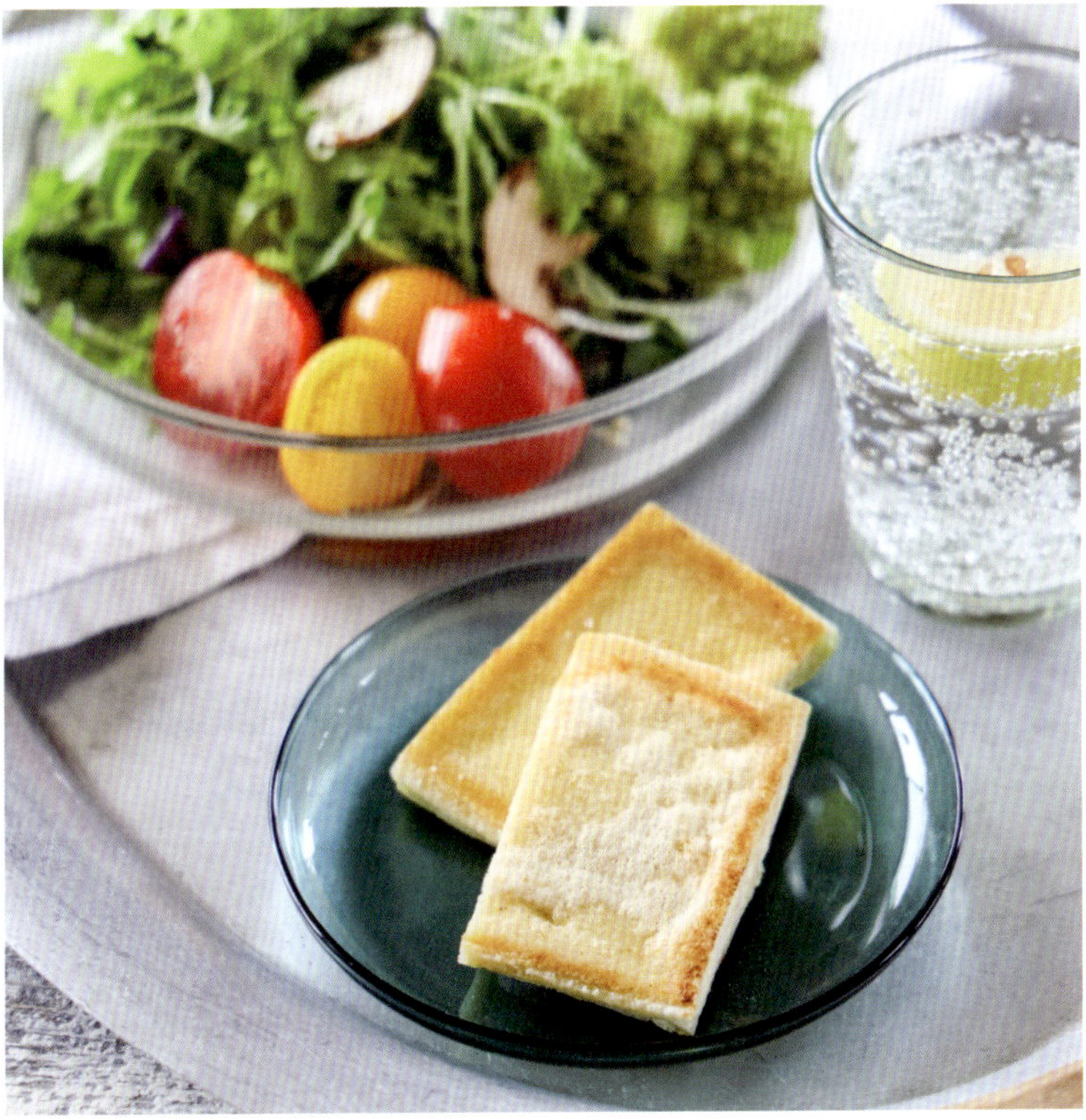

‖ Recipe ‖

高野豆腐の食パンもどき

[材料] >1人分
高野豆腐…1枚
ぬるま湯…適量
油(ココナッツオイル
もしくは
オリーブオイル)
…大さじ1/2
ギー…お好みで
塩…お好みで

[作り方]

1 高野豆腐はぬるま湯につけて戻しておく。

2 1で戻した高野豆腐の水けをしっかりと絞る。

3 2を半分の厚みに水平に切る。

4 フライパンに油を中火で熱し、3を並べてカリッとするまで焼く。

5 器に盛り、お好みでギーを塗って塩をふる。

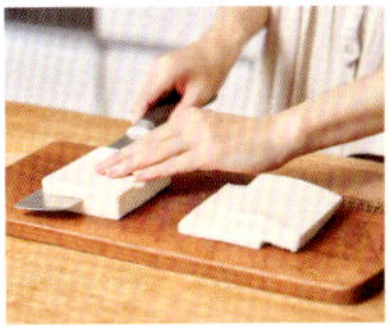

Point
水で戻した高野豆腐を横半分に切る。薄くするのがカリカリになるポイント

5日間の〝糖断ち〟頑張りました

甘いものを断つための5日間が終わり、いよいよ、本格的な食養生に入っていきます。


まずは、この5日間を振り返ってみましょう。

甘いものをやめてみて、どんな変化がありましたか？

人によっては、この短期間だけでも、疲労感が抜けたり睡眠が深くなったり、肌の透明感が増したりなど、うれしい変化を感じる場合があります。


特に何も変化を感じなかった人も、**甘いものをやめられたということが何より大きな収穫なので、まずは自分を褒めてあげてくださいね。**


でも、ここで気を緩めて、また甘いものを食べる生活に戻ってしまっては、元も子もありません。

甘いものと訣別《けつべつ》した今の状態が、本当のスタートです。

もう以前の自分には戻らないと、ここで決心してくださいね。

6日目からやってほしいこと

ベースの食事＆習慣

6日目からは糖・小麦・悪い油・乳製品の4毒を、
なるべく体に入れない食生活が始まります。その前に、毎日やったほうがいいことや、
あると便利なものをここでは紹介していきます。

1

体重と食事の記録をつける

これから自分の体がどう変わっていくのか、28Daysが終わったときに振り返りができるよう、記録をつけていくと、モチベーション維持につながります。

毎日、食べたものと、体重と体脂肪を記録しましょう。体重や体脂肪ばかりを気にしてほしくはないですが、自分の食べたものでどう体が変化しているのか、ひとつの目安になります。できるだけ同じ条件で測りたいので、朝起きて、排尿したあとに計測するのがベストです。連動できるアプリを使うと、管理がしやすいです。食べたものを撮影してアップすると、自動でカロリーや栄養素の摂取量を計算してくれるアプリもあるので、活用してみてください。わたしは『あすけん』というアプリを使っています。

あすけん　https://www.asken.jp/
（2025年1月8日現在）

2

体調の変化や気持ちを書き出す

わたしの食養生のオンラインコースの生徒さんには、毎日その日の食事内容を報告してもらっているのですが、その際、体に起こった変化や、そのときに感じたことなども報告してもらっています。**体や心が発しているメッセージを、ちゃんとキャッチできるようにするうえでとても大事なことです。**

1日の終わりに今日の体調や、体の変化、感じたことなどを自由に書き出してみましょう。本書の余白にその都度書き込んでも構いません。

3

朝は山盛りのサラダ

これまでたくさんの生徒さんの食生活を見てきましたが、朝ごはんを抜くことで食事のリズムが崩れ、結果、体重増加につながっている人がとても多いです。時間がなくて食べられないというなら、頑張って少し早起きをして、朝ごはんを食べる時間を作りましょう。**朝ごはんを軸に3食のリズムを作っていけば、食生活が整っていきます。**

朝にビタミンとミネラルをしっかり摂れる食事をすることが大切です。朝は排泄の時間でもあるので、排泄を邪魔しないように、消化しやすいものを選びましょう。オススメは、山盛りのベビーリーフに、目玉焼きや肉類、トマト、にんじんなど、色とりどりの具材をのせたサラダです。市販のドレッシングは使わずに、バルサミコ酢や、岩塩をかけて食べてください。

Q 朝ごはんにサラダはどうしても気が進みません。

A 栄養をバランスよく摂れる内容であればサラダでなくても大丈夫です。冷たい野菜が嫌ならば、温野菜にしてみたらどうかな？

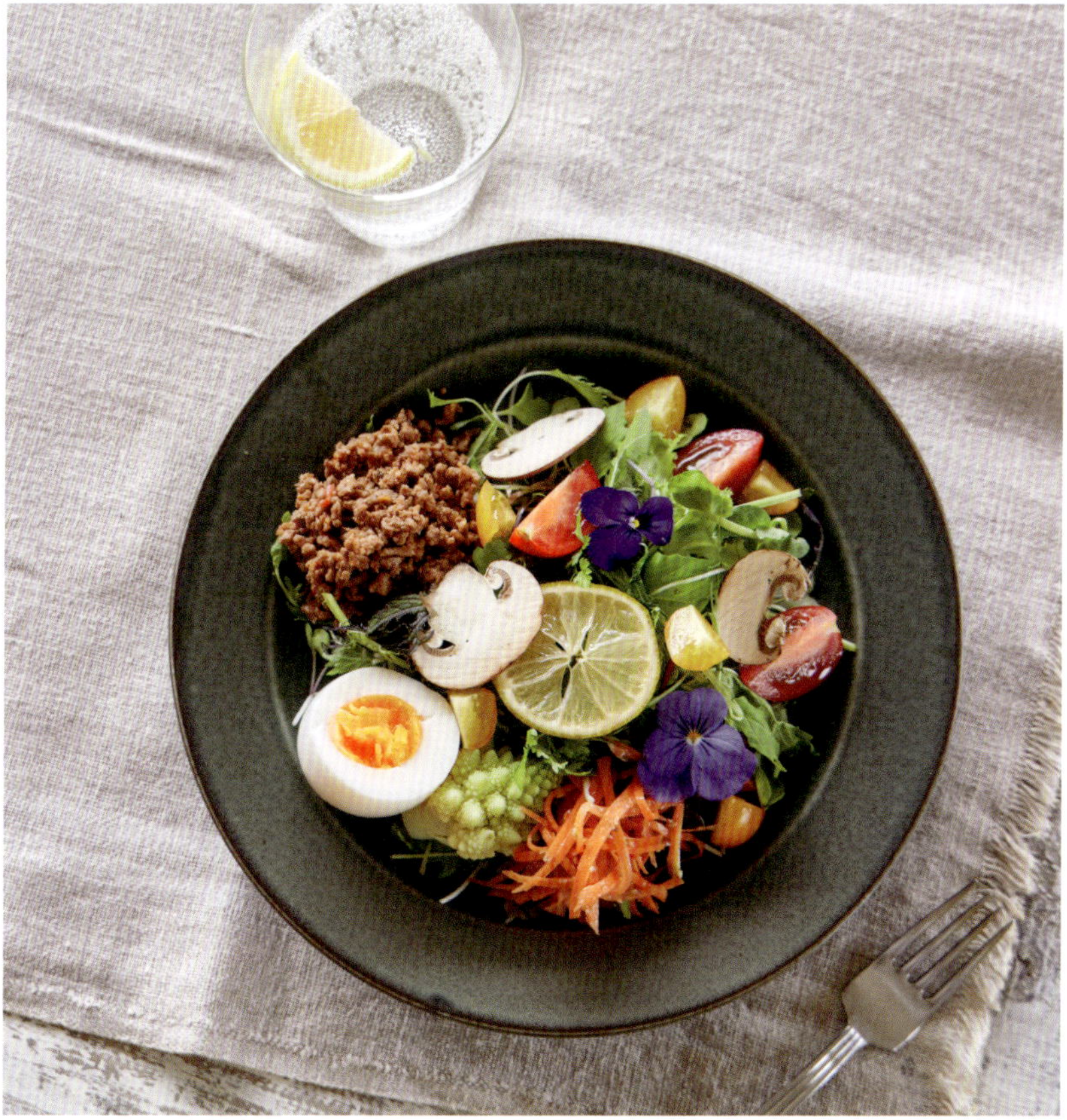

HOW TO

ベビーリーフをベースに敷き、ゆで卵、お肉などのたんぱく質、にんじんラペ、ブロッコリー、ナッツ類など、色とりどりの具材をお好みでトッピングしていく。

[写真のサラダの具材]

- **ベビーリーフ**
- **にんじんラペ**（にんじんを千切りにして、オリーブオイルをかけてしんなりするまで5分程度蒸す。レモンのアガベ漬け（作り方はP.56参照）を刻んで入れて、塩・こしょうを軽くふる。刻んだレモンを適量入れる）
- **そぼろ**
- **ゆで卵**
- **ミニトマト**
- **ロマネスコ**
- **ブラウンマッシュルーム**
- **エディブルフラワー**
- **レモン**

4

1週間で30品目を摂る

ビタミンやミネラルの含有量を気にしながら、食べる食品を選ぶことも大事ですが、それだと食事をあまり楽しめません。そこで、**色とりどりの食材を選ぶこと、1週間で30品目以上の食材を摂ることを意識してみてください。**これなら細かく計算をする必要なく、いろんな種類のビタミンとミネラルを摂取できます。

5

野菜の購入方法

食べる野菜の量も種類も増えるので、**野菜の定期便などを利用すると、旬の野菜が届くので便利です。**できれば無農薬や有機農法のものが理想ですが、全部無農薬で揃えるのは、難しいですよね。スーパーで買った野菜を使うときは、わたしは野菜表面の油性の汚れを落とす、野菜用洗剤（アルカリ還元水）で洗っています。

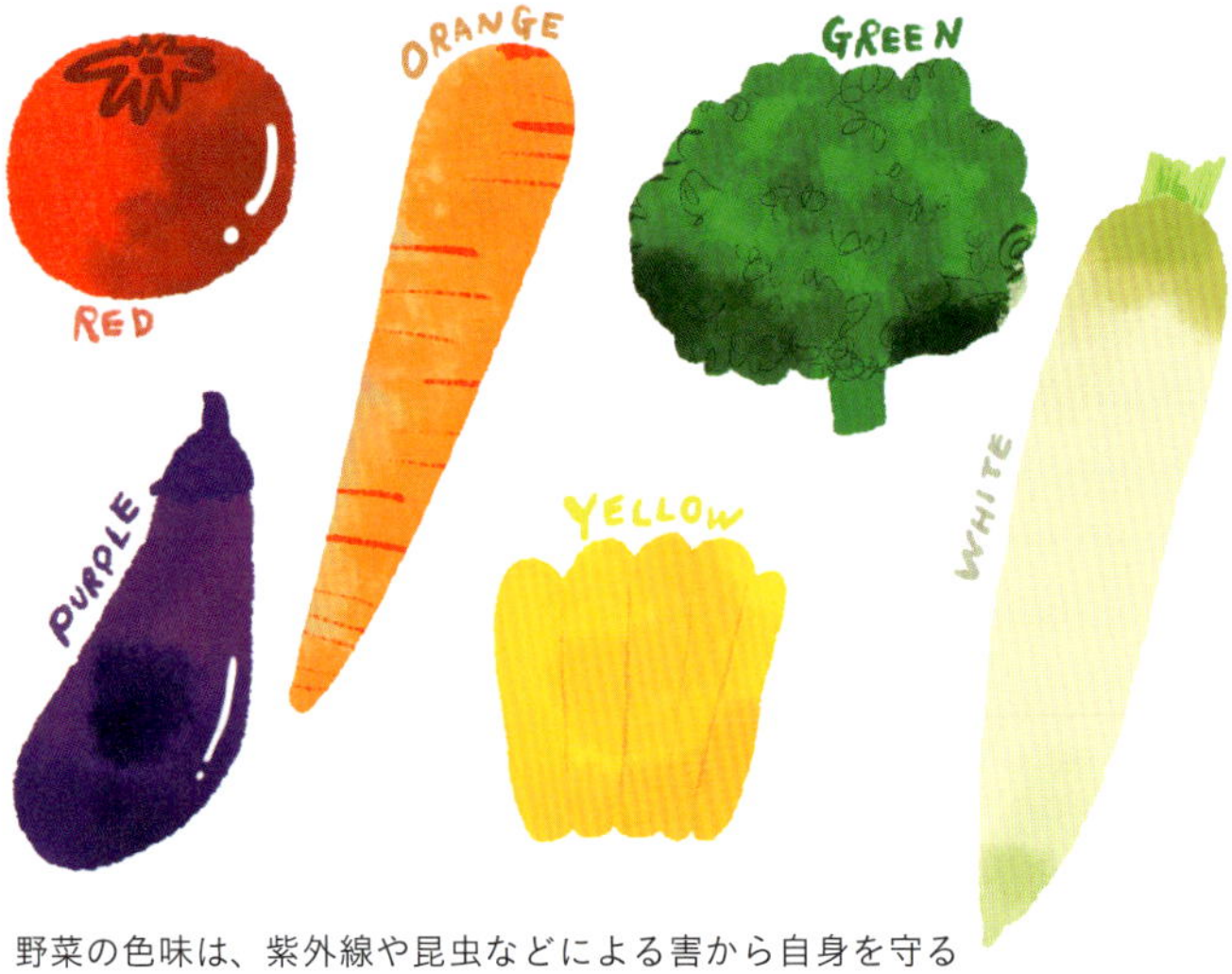

野菜の色味は、紫外線や昆虫などによる害から自身を守るために作り出した「ファイトケミカル」と呼ばれる成分に深く関係しているそう。ファイトケミカルは抗酸化物質で、野菜や果物、豆類、芋類、海藻、お茶やハーブなど、植物性食品の色素や苦み、香り、アクなどに含まれています。

6

調味料を揃える

使う頻度の高い調味料を、４毒が入っていないものに買い替えましょう。砂糖は糖質ゼロ甘味料があると便利です。塩は精製塩ではなく、天然塩がミネラルが豊富です。しょうゆはできれば小麦が入っていないものに、油は酸化しにくいココナッツオイルや、瓶に入った新鮮なオリーブオイルがオススメです。

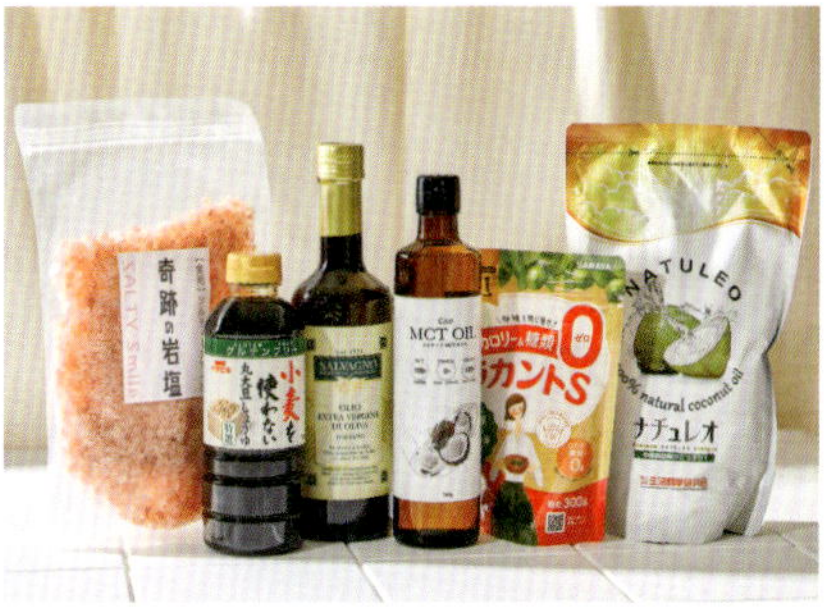

“あれ”を“これ”に替えましょう

砂糖→糖質ゼロ甘味料（ラカント）
しょうゆ→グルテンフリーしょうゆ
塩→精製されてない天然塩
油→ココナッツオイル、オリーブオイル、MCTオイルなど

7

朝日に当たる

よく、眠りが浅いとか、寝付けないという悩みを耳にします。いろんな要因がありますが、**朝起きてまず朝日に当たることが睡眠にとって大事です。**人間の体内時計の周期は約25時間。地球の１日の周期である24時間と１時間のズレがあり、朝日を浴びることで、この体内時計がリセットされるそうです。

8

湯船につかる

湯船につからないで、シャワーで済ませていませんか？ お風呂は体を洗うだけではなく、湯船につかり体に水圧をかけることで、リンパの流れをよくする効果もあります。**半身浴より、全身浴をしてしっかり湯船につかる習慣を身につけましょう。**お風呂の効果については、DAY21（P.79）で説明します。

DAY
6

自分のTDEEを知ろう

TDEEを計算できるウェブサイト
Ke!san
https://keisan.casio.jp/exec/user/1719028796
（2025年1月8日現在）

体温の維持や心臓の動き、呼吸など、生命維持のために無意識に消費されているエネルギーで、人が生きていくために最低限必要なエネルギーのことを「基礎代謝量」といいます。そこに1日の活動カロリーを足したものが「TDEE（Total Daily Energy Expenditure）」です。

痩せたい方は1日の摂取カロリーを、基礎代謝量以上は必ず摂りつつ、TDEEよりは下回るようにしましょう。食べもので摂ったカロリーの消費では足りなくなった分を、体脂肪などをエネルギーに変換して補うため、体重は減っていきます。

自分の基礎代謝量とTDEEを知るには、年齢、身長・体重、普段の運動量を記入すると計算してくれるウェブサイトを利用すると手軽です。

また、基礎代謝量が高いと、エネルギー消費が高いということなので、太りにくい体になります。基礎代謝量を上げるためには、「大きな筋肉」を鍛えることが効率的といわれています。特に下半身の「大臀筋《だいでんきん》」「太もも（大腿四頭筋《だいたいしとうきん》&ハムストリング）」は全身の筋肉の50％を占めているので、普段スポーツジムに通ったりしている人は、これらの部位を優先的に鍛えるといいでしょう。

DAY

7

たんぱく質について

三大栄養素のひとつであるたんぱく質は、筋肉や臓器など、体を構成する要素として非常に重要なものです。さらに、たんぱく質は、酵素やホルモンなど体の機能を調節する大切な役割を果たしているため、不足すると免疫機能が低下してしまう恐れがあります。

食養生を始める前の生徒さんの食事を拝見すると、「これでどうやって必要な量を摂るの？」と、疑問に思うような内容で、たんぱく質不足に陥っていた人が多かったです。

たんぱく質の1日の摂取目安は「体重×1・2g」。**28 Daysメソッドでは、「お皿にこれくらいはたんぱく質の食材をのせて」という目安があるので、無理なく摂れると思います。**

また、たんぱく質を摂るために、大豆製品をよく食べている人がいますが、大豆イソフラボンを長期にわたって過剰に摂ると、女性特有の疾患になるリスクが上がるともいわれています。大豆イソフラボンは、豆腐、納豆、おから、きなこ、味噌、しょうゆなど、身近な食材に含まれているので、知らず知らずにたくさん摂ってしまうこともあるので、気をつけて。

Q 1日に脂質はどれくらい摂っていますか？

A ― 脂質に関してはコントロールしていません。

DAY
8

緑黄色野菜を食べる

野菜を食べるときに見落としがちなのが、レタスやキャベツなどの淡色野菜ばかりを食べて、色の濃い緑黄色野菜をおろそかにしがちになること。

緑黄色野菜とは、「原則として可食部100gあたりのカロテン含量が、600μg以上の野菜」という基準が、厚生労働省により決められています。緑黄色野菜以外は「その他の野菜」もしくは「淡色野菜」と呼ばれます。

この両方の野菜をバランスよく食べることがポイントです。

緑黄色野菜の中でも、ちんげん菜、小松菜、ほうれん草などは、栄養価が高く、抗酸化作用もあり、ビタミンCのほか、カルシウム、鉄などのミネラル類も多く含みます。これらの野菜はぜひ常備しておいてください。

にんじんなどの赤色の食べ物は、その多くがβ-カロテンを豊富に含むほか、食物繊維やビタミンB群、ミネラル、ファイトケミカルも多く、健康維持、免疫力アップ、酸化防止などの効果が期待できます。

緑黄色野菜をおいしく食べられる、わたしのオススメのレシピは「3色ナムル」。これを作っておけば、お弁当の彩りにもなりますし、栄養バランスの向上に一役買ってくれますよ。

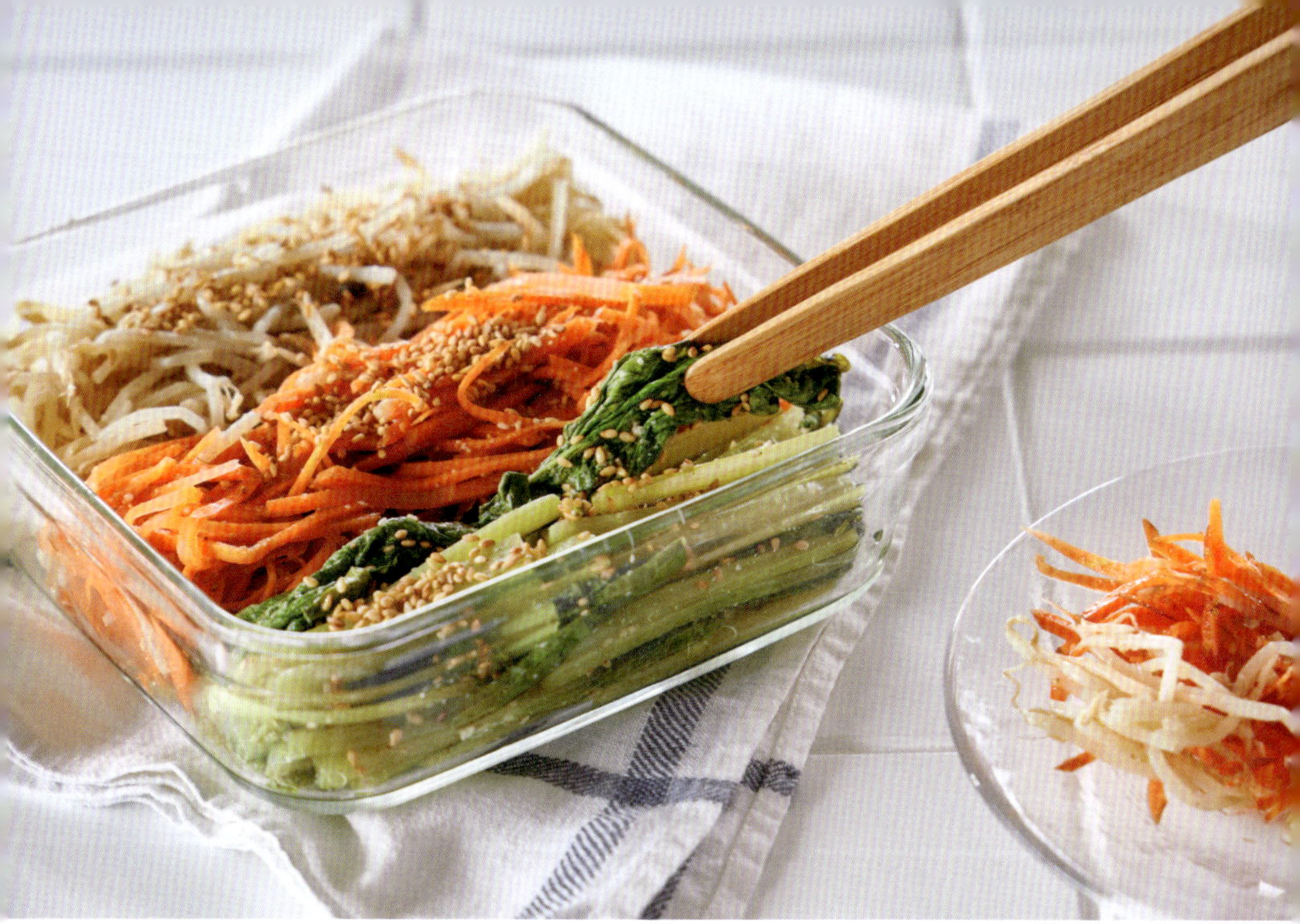

‖ Recipe ‖

小松菜・にんじん・もやしの3色ナムル

[材料] >作りやすい分量
小松菜 … 1袋(約200g)
にんじん … 1本
もやし … 1袋(約200g)
白すりごま … お好みで
★
おろしにんにく … 小さじ1
塩 … 小さじ1
鶏ガラスープの素 … 小さじ1
ごま油 … 大さじ2

[作り方]

1 小松菜はざく切り、にんじんはせん切りにしておく。★印の調味料は全て混ぜ合わせておく。

2 1の野菜ともやしを蒸し器に並べ入れ、3〜4分蒸す。

3 2をボウルに入れて、★の調味料と混ぜ合わせる(3色に分けたいときは具材ごとにボウルを分ける)。

4 器に盛って、白すりごまをかける。

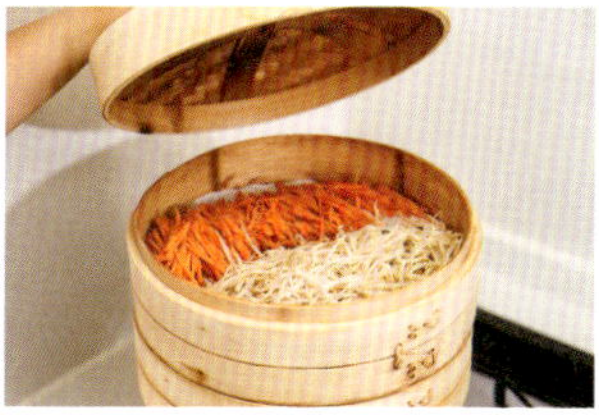

Point
野菜が少ししんなりする程度に軽く蒸す。蒸しすぎてしまうと、色味が悪くなり、栄養素も損なわれてしまうので気をつけて

DAY 9 オイルの話

健康を維持するのに欠かせない、良質なオイルには、以下のような働きが期待できる。

- 細胞膜、脳、神経組織、ホルモン、血液を作るサポート
- ビタミンA、ビタミンD、ビタミンE、ビタミンKなどの脂溶性ビタミンの吸収率アップ
- コレステロール値を下げる（オリーブオイルや青魚に含まれる油）
- 適量を摂ることで空腹を防ぐ
- 排便しやすくする

「どんなオイルを使っていますか？」とよく聞かれます。

私が使っているのは主に、ココナッツオイルとオリーブオイル。ほかにも良質なオイルはありますが、この2つには酸化しにくいという特徴があるからです。

ココナッツオイルは、体内で素早くエネルギーに変換されやすい特性を持つ中鎖脂肪酸（MCT）を多く含み、抗菌作用や抗酸化作用もあり、適量を摂取することで健康維持に役立ちます。わたしは高温での調理によく使っています。

オリーブオイルはオレイン酸が主成分で、心血管疾患のリスクを低下させるといわれています。抗酸化作用があり、炎症を抑える効果も期待できます。わたしはサラダにかけて食べることが多いです。

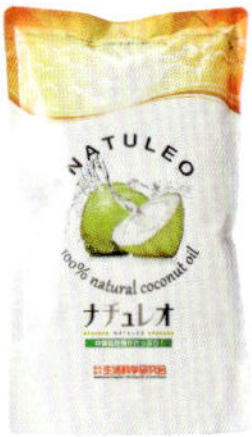

愛用しているココナッツオイル。無臭なのでどんな料理とも合う。「ナチュレオ」（株式会社ジャスティカ）912g

オイルは基本的に瓶に入っているもの、遮光されているものを選ぶことがポイントです。酸化したオイルには、健康を害するリスクが潜んでいるからです。また、植物油の抽出方法として、ヘキサンが使われているものは選ばないこと。少し値段は高くなりますが、低温圧搾で作られた油を使いましょう。

DAY
10

見落としがちな人工甘味料

人工甘味料は身近な食品にも入っていて、体にいいといわれている酵素ドリンクやヨーグルト、甘酒、のど飴などにも使われている場合があります。

わたしも以前は添加物について無知だったので、糖質ゼロをうたう食品を選んで、健康になった気でいました。だって、ダイエットに励んでいる人にとって、糖質がゼロなのに甘い食品は、神のような存在じゃないですか。

でも、**栄養学を勉強していくうちに、人工甘味料は摂取しないほうがいいという考えに辿り着きました。**

砂糖の何百倍もの甘みがある人工甘味料には、他の添加物同様、1日の摂取許容量が設けられています。本当にさまざまな加工食品に使われているので、知らず知らずのうちに摂取している人が大多数なんです。せっかく糖を控えて甘いものへの依存を脱したのに、人工甘味料を無意識に摂ってしまうのは不本意ですし、不自然な甘さは味覚を鈍感にさせるとわたしは感じています。

人工甘味料の一例としてアスパルテーム、スクラロース、アセスルファムKなどがあげられます。加工食品を選ぶときには、裏にある原材料表記をチェックして、これらが入っているものはなるべく避けるようにしましょう。

DAY 11

基本の調味料を作ろう

28Daysメソッドを始めると、砂糖やマヨネーズ、チューブに入った薬味といった、日常的に使っていた調味料が使えなくなることを、不便に感じるかと思います。味付けに少し使うくらいは問題ないですが、せっかくなのでこだわりたいところ。それなら、いっそのこと自分で作ってしまえばいいんです。

DAY11では、わたしが食卓に常備している、手作り調味料のレシピを紹介します。これを作っておくと、料理の幅がグッと広がりますよ。

共通の下準備
保存する容器(瓶)を煮沸消毒しておく。

手作りマヨネーズ

[材料] >作りやすい分量
卵黄… 2個
酢…大さじ1
塩…小さじ1
オリーブオイル… 1カップ

[作り方]
1 卵は常温に戻しておく。オリーブオイル以外の材料をボウルに入れ、ハンドブレンダー(ホイッパー)で乳化させる。
2 1にオリーブオイルを少しずつ入れて混ぜ、マヨネーズ状にしていく。
3 容器に移して蓋をし、冷蔵庫で保存する。消費期限は使う卵の状態にもよるが、1週間以内を目安に使い切る。

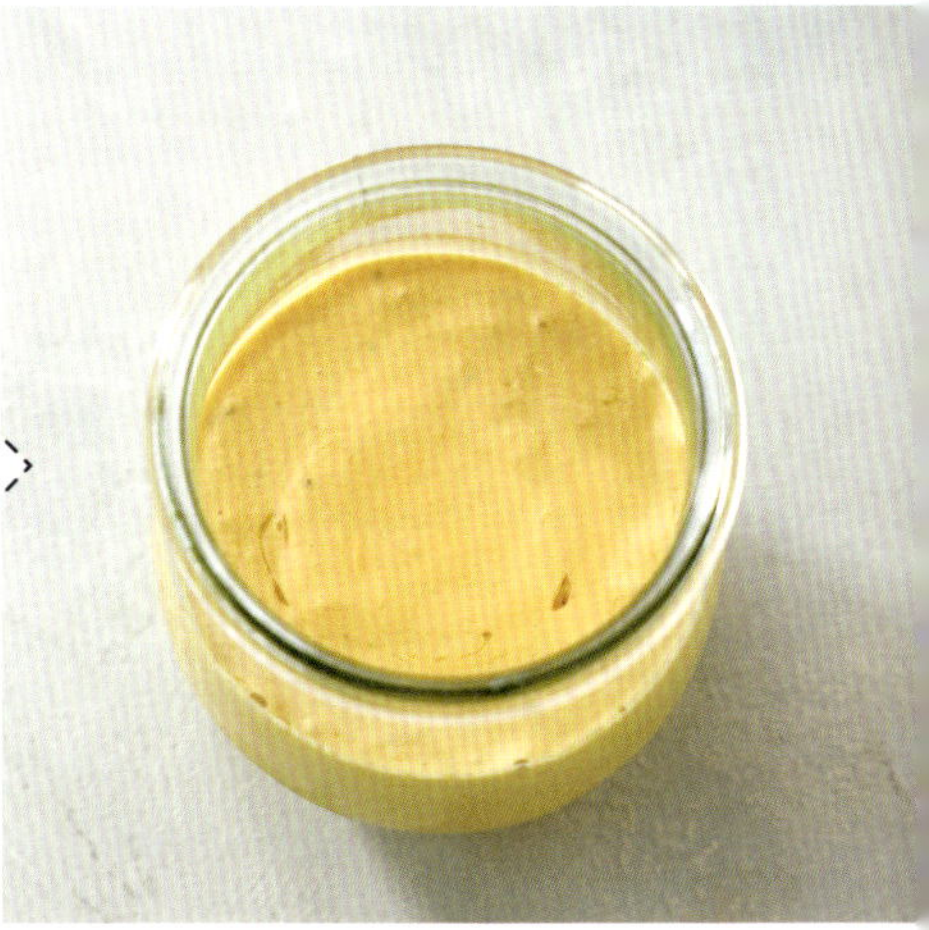

レモンのアガベ漬け

[材料] >作りやすい分量
レモン…容器の大きさに合わせてお好みで
アガベシロップ(メープルシロップでも可)…適量

[作り方]
1 レモンを輪切りにして容器に入れる。
2 レモンがひたひたに浸るくらいにシロップを入れる。蓋をして1日つけ置いたら完成。

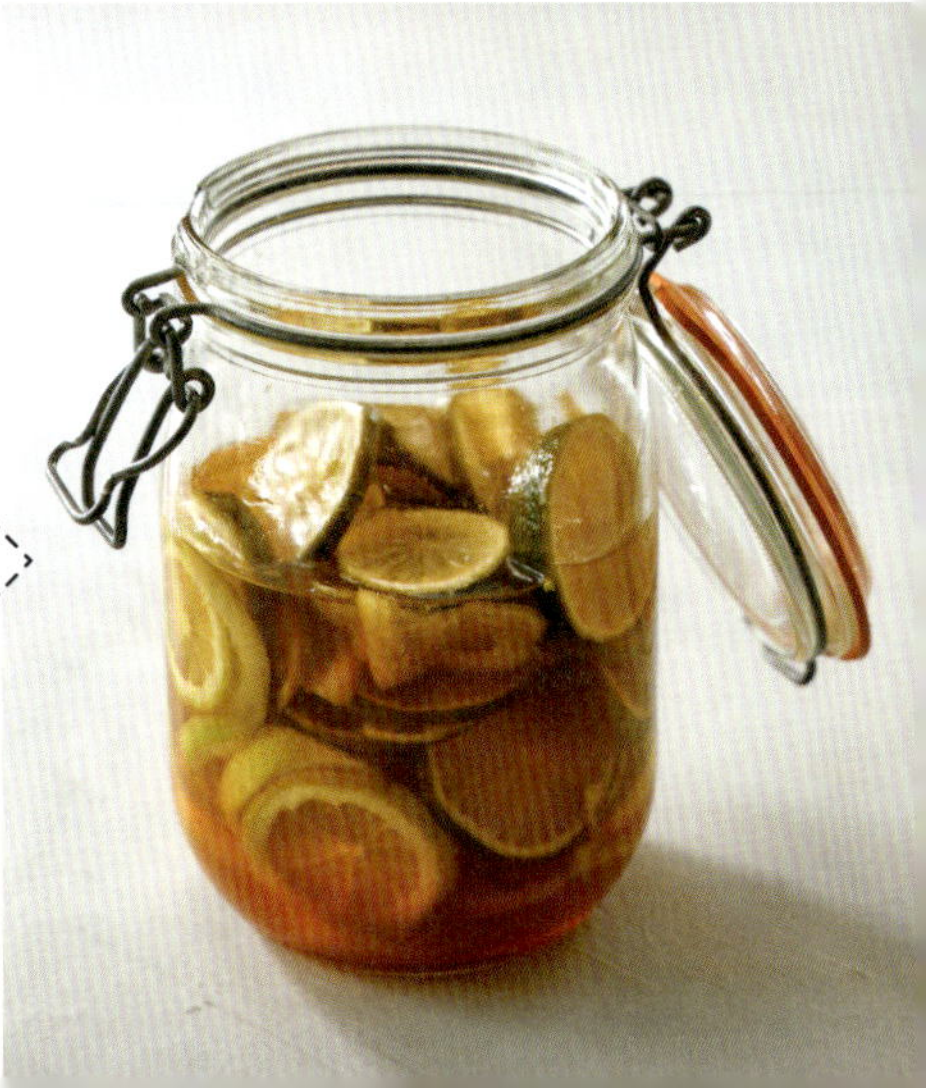

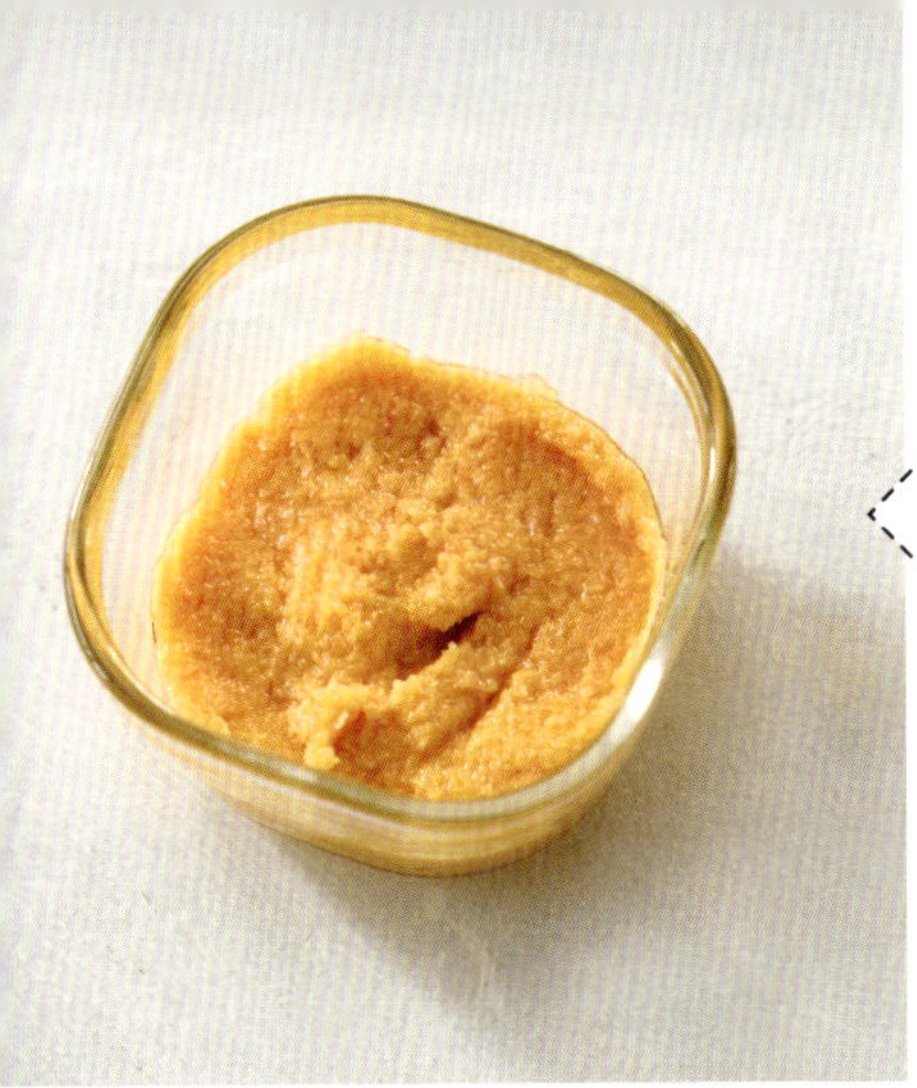

発酵しょうが

[材料] >作りやすい分量
しょうが…300g（350mlの容器に対して）

[作り方]
1 しょうがは丁寧に洗って、キッチンペーパーで水けをしっかり取り、フードプロセッサーに皮ごと入れて攪拌する。
2 容器に隙間ができないように、しっかり押し込みながらぎゅうぎゅうに詰める。ラップで内蓋をした上に、容器の蓋をする。
3 冷蔵庫に入れて蓋を開けない状態で約2週間発酵させて完成。

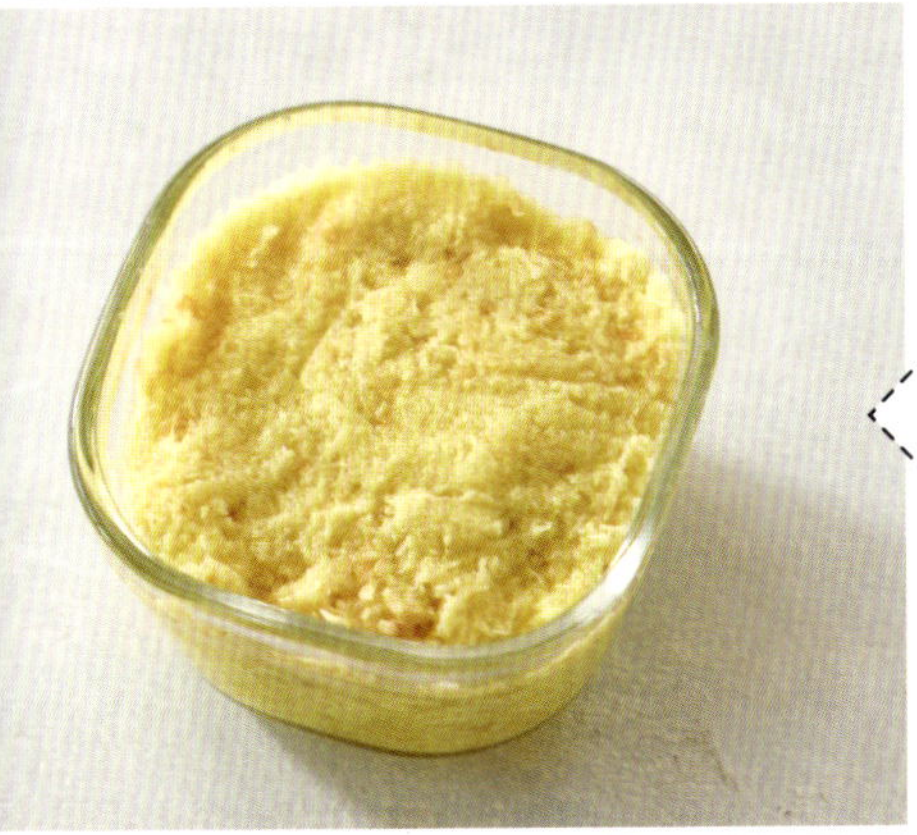

手作りにんにくチューブ

[材料] >作りやすい分量
にんにく…容器の大きさに合わせてお好みで
オリーブオイル…適量

[作り方]
皮をむいたにんにくをフードプロセッサーに入れて攪拌する。
2 1を容器に移し、にんにくがひたひたになるくらいオリーブオイルを入れ、混ぜ合わせたら完成。蓋をして冷蔵庫で約1カ月保存可能。

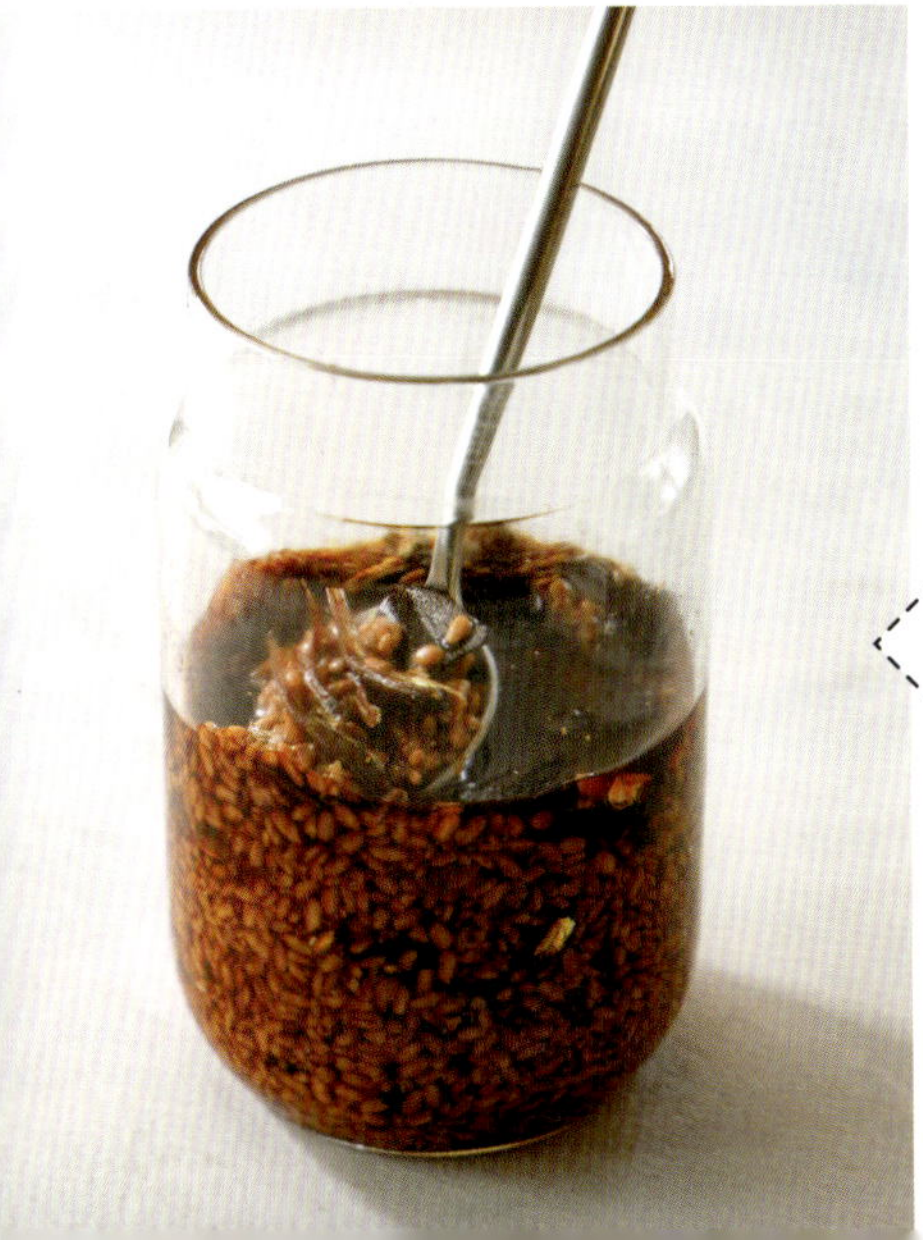

ひしおを使ったしょうゆ麹

[材料] >作りやすい分量
ひしおの素…150g
しょうゆ（できればグルテンフリー）…150ml
水…75ml
煮干し…数尾
昆布…10cm程度のものを1枚

[作り方]
1 ひしおの素を容器に入れて、しょうゆと水を加える（しょうゆと水の割合は2：1）。
2 煮干しと1cm角に切った昆布を1に加える。
3 蓋をした状態で常温保存して、1日1回混ぜる。1週間くらいから食べることができる。

DAY
12

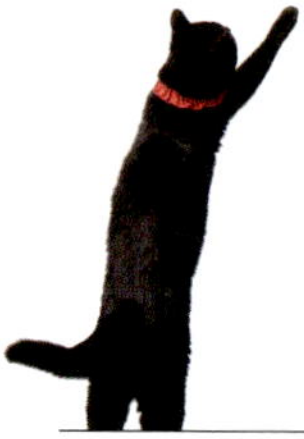

スーパーの歩き方

食生活を変えると、スーパーでの買い物の仕方も変わってきます。一般的にスーパーのレイアウトは、外周に野菜やお肉などの生鮮食品があり、内側のレーンにペットボトル飲料、缶詰、レトルト食品、調味料、お菓子などが並んでいます。

わたしは基本的にスーパーでは生鮮食品しか買わずに、いちばん外側だけをぐるっと歩いて、そのままお会計に直行しています。内側のレーンに行くときは、高野豆腐や切り干し大根、昆布、干ししいたけなどの乾物を買うだけで、それ以外のコーナーには行かなくなりました。

28Daysメソッドを始めたばかりの時期に、うっかりお菓子やレトルト食品のコーナーに立ち寄ると、つい誘惑に負けて買ってしまうこともあるので、最初から行かないと決めておきましょう。

意外かもしれませんが、業務スーパーにもよく行きます。実は無添加の食材もあり、しかもお手頃、ということで重宝しています。時間があるときによさそうな無添加の食材がないか、パトロールしているんです。ちなみによく買うのは、トマト缶、デーツ、蕎麦の実フレーク、グラスフェッドバターなどです。ぜひ探してみてください。

DAY

13

小腹が空いたらナッツ

よく生徒さんから「小腹が空いたときは、何を食べたらいいですか？」と聞かれます。

糖質を中心にした食生活を送っていたときは、小腹が空くとイライラして、何か食べないといても立ってもいられない状態になることは、わたしも経験しています。これは、甘いものに依存して、いわば中毒になってしまっていたせいです。

28Daysメソッドを始めて糖質を控えると、小腹は空きますが、イライラすることはなくなるので、できればそのまま間食なしで過ごしてほしいです。なぜなら、空腹を紛らわすために間食をして、常にお腹の中に食べものが入った状態では、胃腸がずっと消化を頑張ることになるからです。

とはいえ、どうしても空腹でエネルギーが不足していると感じるときもありますよね。そんなときはナッツがオススメ。**ゆっくり味わいながらしっかり噛めば、少量でも空腹が解消されますよ。**ただし、カロリーが高いので、1日15粒くらいまでにしてくださいね。

Q アボカドやナッツなどの植物性の油は摂ってもいいの？

A 一 はい。良質な油なので、アボカドやナッツ類は毎日摂ってほしいです！

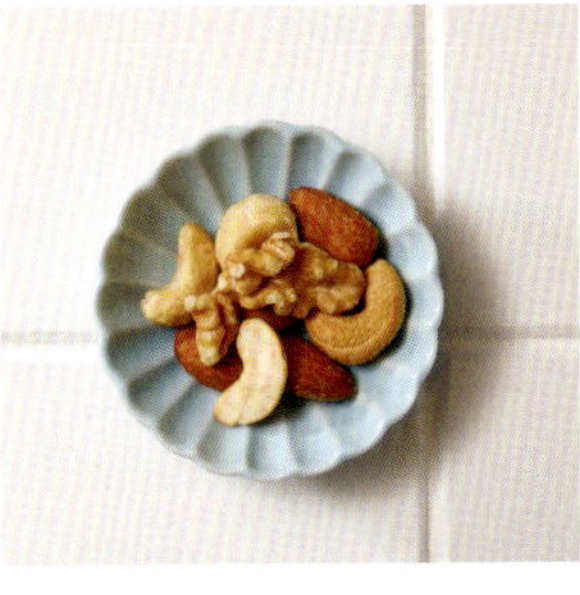

DAY 14

ミネラル・ビタミンDをしっかり摂る

炭水化物、脂質、たんぱく質の三大栄養素に、ビタミン、ミネラルを足したものが五大栄養素と呼ばれています。

ミネラルは「体の調整に欠かすことのできない栄養素」で、体内で生成できないので、食べものから摂る必要があります。なかでも体にとって重要な役割を担うカルシウムや亜鉛などの16種類のミネラルは、厚生労働省が「必須ミネラル」に指定しています。必須ミネラルが不足すると、貧血、低体温、抑うつ、肌荒れ、肩こり、免疫機能の低下など、さまざまな不調につながっていきます。

ビタミンDは、日光に当たることによっても得られる脂溶性の栄養素です。骨を強化する機能で知られていますが、そのほかにも免疫力をアップしたり、がんを予防する効果があるといわれている大切な栄養素です。

現代人の食生活においては、ミネラルとビタミンDが不足しがちなので、しっかり摂っていきたいですね。わたしがオススメするのはきのこ類や海藻類です。**特にきくらげはビタミンDの含有量が多く、必須ミネラルである鉄分やカルシウムも含まれているので、積極的に取り入れてほしいです。**わたしは刻んで焼いたものをふりかけにして食べています。

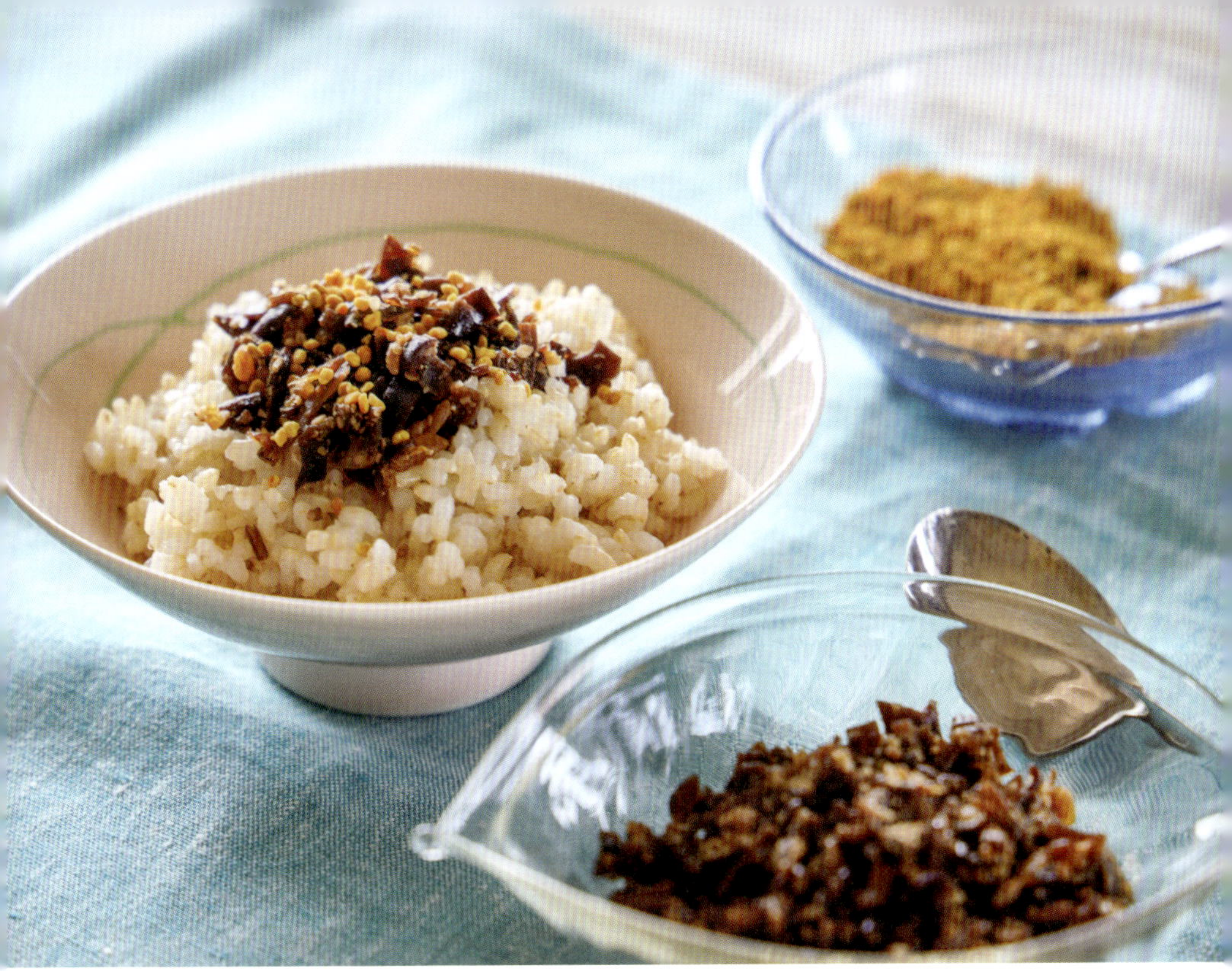

‖ Recipe ‖

きくらげのふりかけごはん

[材料] >作りやすい分量
きくらげ(乾燥)… 20g
★ しょうゆ麹…大さじ2
★ アガベシロップ（もしくはメープルシロップ）… 小さじ1〜2
★ 塩 … 少々
★ いりごま … 少々
ごま油 … 大さじ1/2
ごはん … 茶碗1杯分
ビーポーレン … お好みで

[作り方]

1 きくらげをお湯で戻し、みじん切りにする。★の調味料はボウルに混ぜておく。

2 フライパンにごま油を熱し、きくらげの量が半分になるくらいまで中火でじっくり炒める。

3 ★の調味料を加えて混ぜれば完成。

4 ごはんにのせて、お好みでビーポーレンをトッピングする。

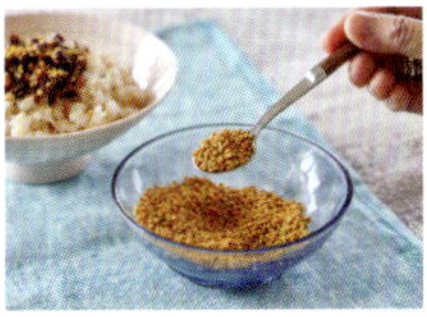

Point

ビーポーレンはミツバチが集めた花粉を丸めたもの。栄養価が高いのでスーパーフードと呼ばれている。ふりかけの卵の代わりにトッピングすると、見栄えもいい。ネットショップなどで買える

前半14Daysを振り返ろう

2週間経過して、体や心の変化はいかがでしょうか？

体って、どこかが痛かったり、重かったりといった不調には敏感だけれど、前向きな変化にはなかなか気づきにくいんです。なので、ここで一度自分の体としっかり向き合ってみましょう。

2週間を終えた生徒さんからよく報告される、変化の一例をあげてみます。

- お肌の透明感が上がった
- 体重が減った
- むくみが取れた
- 甘いものが欲しくなくなった
- 野菜をたくさん食べられるようになった
- よく眠れるようになった
- イライラしなくなった
- 頭痛がなくなった
- 疲れなくなった

これ以外にも、まだまだたくさんあるけれど、みなさんはいかがでしょうか？ 何かひとつでも、当てはまることはありますか？

前向きな変化があるということは、うまくいっている証拠です。

この調子で、後半も頑張っていきましょう！

Q & A

28Daysメソッドの疑問にお答え PART 2

Question
食後に甘いものが欲しくなります。改善策はありますか？

Answer

食事の〆にだしがきいたお汁を飲むのがオススメ。あとは鉄分が不足している可能性があるので、普段の食事で鉄分を意識して摂りましょう。

Question
ノンホモや無農薬無肥料のミルクも飲まないほうがいいのでしょうか？

Answer

乳糖不耐症でなければ、飲んでいいと思います。

Question
生野菜と温野菜、どちらがいいですか？

Answer

どちらが正解とかはないので、両方とも満遍なく取り入れられたらいいですね。

Question
夕方から夜にかけて食欲が爆発してしまうのはなぜでしょうか？

Answer

考えられる原因として、
1 炭水化物の摂取量が多い
2 たんぱく質と鉄が足りていない
3 1日の摂取カロリーが低すぎる
のいずれかの可能性が高いと思います。

Question
糖質抜きの食事における便秘対策を教えてください。

Answer

継続的にしっかり野菜を食べること。水分は必ず1日2ℓ摂ること。たんぱく質に偏りすぎないこと。

顔をほぐすエクササイズ

前半折り返し地点ですが、好転反応（体質改善に向かう途中で一時的に不調が現れること）を経験しやすい時期なので、顔にこわばりが出ている場合も。そこで、むくみを解消したり、血行を促進する顔のエクササイズを2種類紹介します。

exercise 1

顔のたるみ解消エクササイズ

1 鎖骨の上下をピースした形の指で軽くマッサージして、リンパの開放をしておきます。鎖骨のくぼみに向けて老廃物を流していきます。

2 右手の親指、人差し指、小指を立てて、体の右斜め下に手を下ろします。

3 左手を頭上に上げ、頭頂部から右のこめかみにかけて手を当て、少し吊り目になるように引き上げます。

4 そのまま左手で頭を左側に傾けていきます。右側の首筋から、デコルテ、右腕の前面などの筋膜《きんまく》が伸びていくのを感じてください。

5 目線を左下に下ろし、舌を突き出して、その舌先も左下に下ろしたまま、吸って吐いての呼吸を5回繰り返します。

6 ゆっくり手を離し、顔・体を元の位置に戻します。

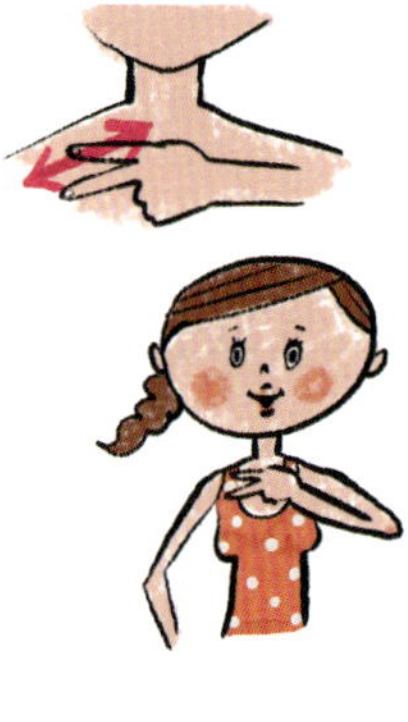

1

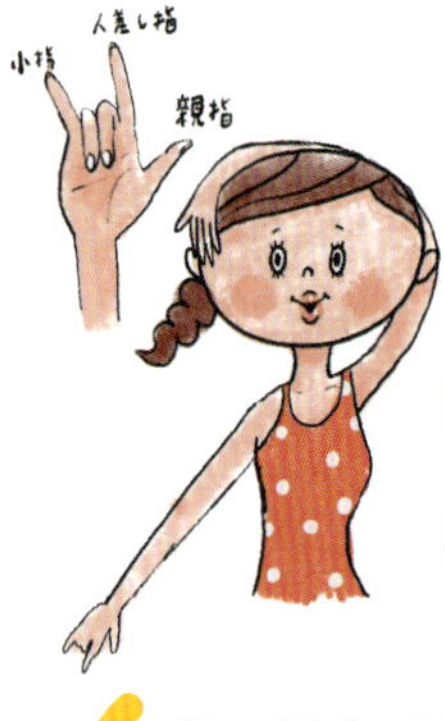

2～3

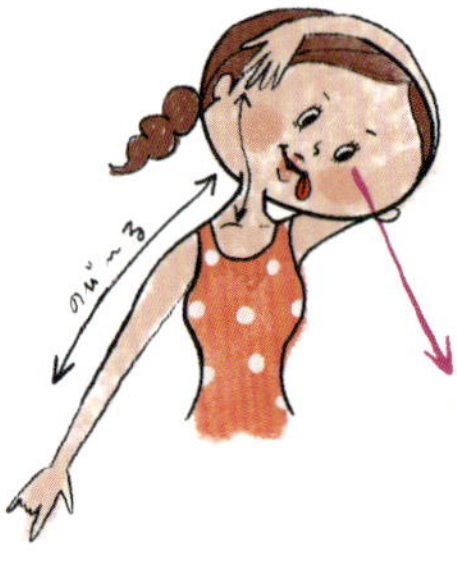

5

鏡でご自身の顔を見てみてください。伸ばした側の顔面がリフトアップしていると思います。確認したら、反対側も同様に行います。このエクササイズを毎日行うと、顔のたるみ解消に効果的です。

exercise 2

顔のくすみ取りエクササイズ

1 両手をクロスして、鎖骨の上に重ねるようにして置きます。

2 顔を天井に向け、喉の前面をしっかり伸ばし呼吸を整えます。

3 「あ」の口をして、しっかり口を開き、3呼吸分キープ。

4 「い」の口にしてしっかり口を横に開き、3呼吸分キープ。

5 「う」の口にして唇をとがらせて天井に突き上げ、3呼吸分キープ。

6 「お」の口にして鼻の下を伸ばし、ほうれい線を伸ばして、3呼吸分キープ。

7 「あいうお」と口を大きくゆっくり5回動かす。

8 顔を正面に戻す。

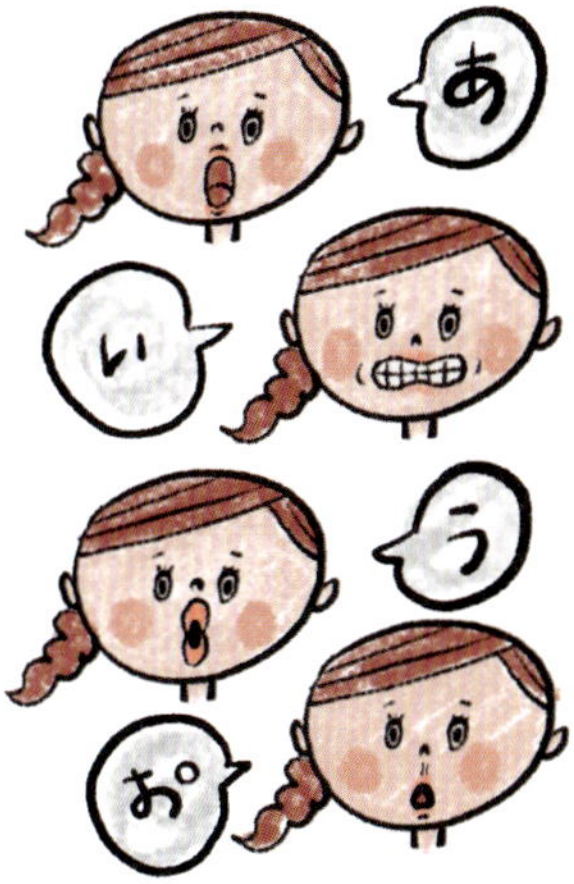

3〜7

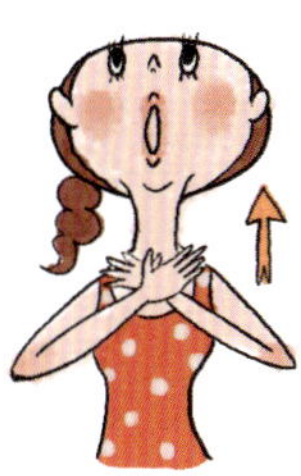
2

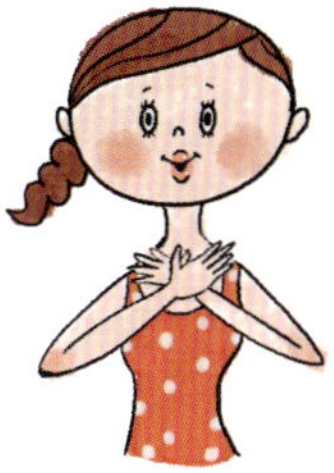
1

顔の血行がよくなり、温かくなって、顔色が明るくなっているのを感じるはずです。目もぱっちりと開きますよ。

DAY 15

お米との付き合い方

初日から甘いものを断つということにフォーカスしていますが、だからといって、「糖質は悪だ」とは思ってほしくないんです。糖質は、体に必要な三大栄養素のひとつですから。

甘いものへの中毒から抜け出すために、前半の14日間は頑張ってもらいました。ここからの14日間は、自分に合った糖質量を探る旅に出ることになります。

1日に必要な糖質の摂取量は、年齢や普段の運動量によって変わってきますが、女性の場合は概ね250g前後の数値が目安になることが多いです。でもわたしは150g前後の糖質でいいと考えています。**まずは、朝・昼・晩の3食のうち、どこか1食で80gのごはんを食べることから始めてみましょう。**食後に眠気や疲れを感じなければ、もう80g増やしてみる。例えば、朝と昼に80gずつ食べてみる（この場合夜はお米を食べない）、という感じです。

主食の米を、さつまいもやじゃがいもに替えてもOKです。わたしは試行錯誤した結果、毎日玄米ベースの雑穀米を80g、昼だけ食べるというペースに落ち着いています。注意点は、血糖値を急激に上げないように、炭水化物を最後に食べるようにすること。野菜やたんぱく質から先に食べてくださいね。

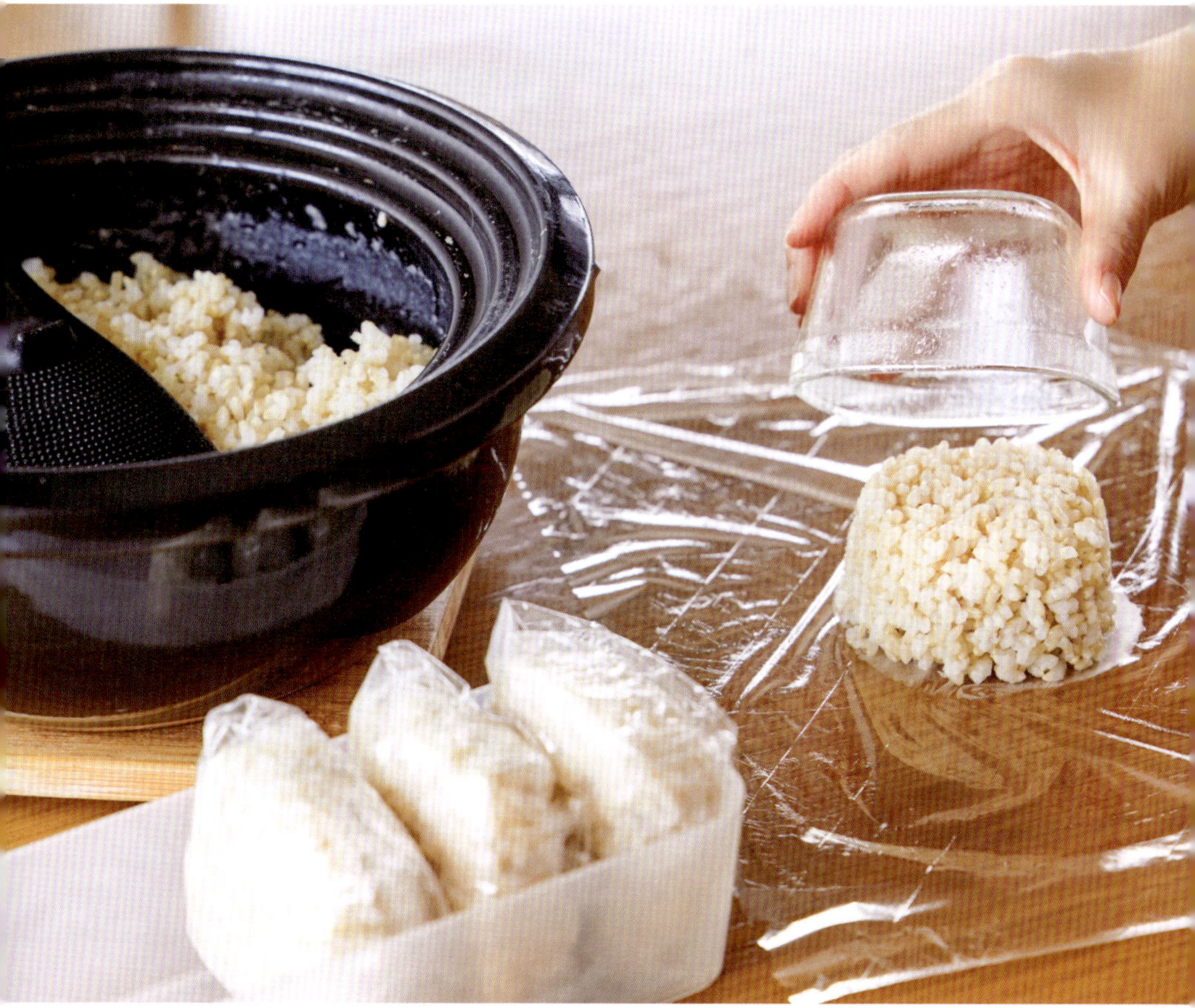

わたしは時間があるときに土鍋で玄米ベースの雑穀米を炊いて、80gずつ小分けにして冷凍しています。iwakiの「パック＆レンジ」のいちばん小さいサイズ（200㎖）に軽く詰めると、おおよそ80gになるので、計量カップ代わりに便利です。

DAY
16

毎日食べられるおから蒸しパン

私が小麦断ちを始めたばかりの頃、「どうしてもパンのようなものを食べたい！」「甘いものが欲しい！」、そんな欲求に駆られていました。そこでいろいろと思案して捻り出したレシピが、この「おから蒸しパン」です。

糖質をほとんど含んでおらず、グルテンフリーで、しかもとってもおいしいから、パンの代わりになる私の癒やしとして、よく作って食べていました。プレーンで食べるのはもちろん、カカオや抹茶、黒豆などを入れて味変できるので、おかずっぽくしたり、スイーツっぽくしたりとアレンジの幅が広いです。

甘いものをちょこちょこ食べて、糖質中毒に陥るのはダメですが、頑張っている自分へのご褒美として、たまに口にするのはあり。ちなみに、甘いものは脳内の神経伝達物質の分泌を促すことで、リラックスさせる効果があります。甘いものを我慢して、イライラしてしまったら、糖質の少ないおから蒸しパンをぜひ作って食べてみてください。

ちなみに、わたしはこの蒸しパンを好んで食べていたら、いつのまにか10kgも体重が落ちていたので、ダイエット効果もバッチリですよ。

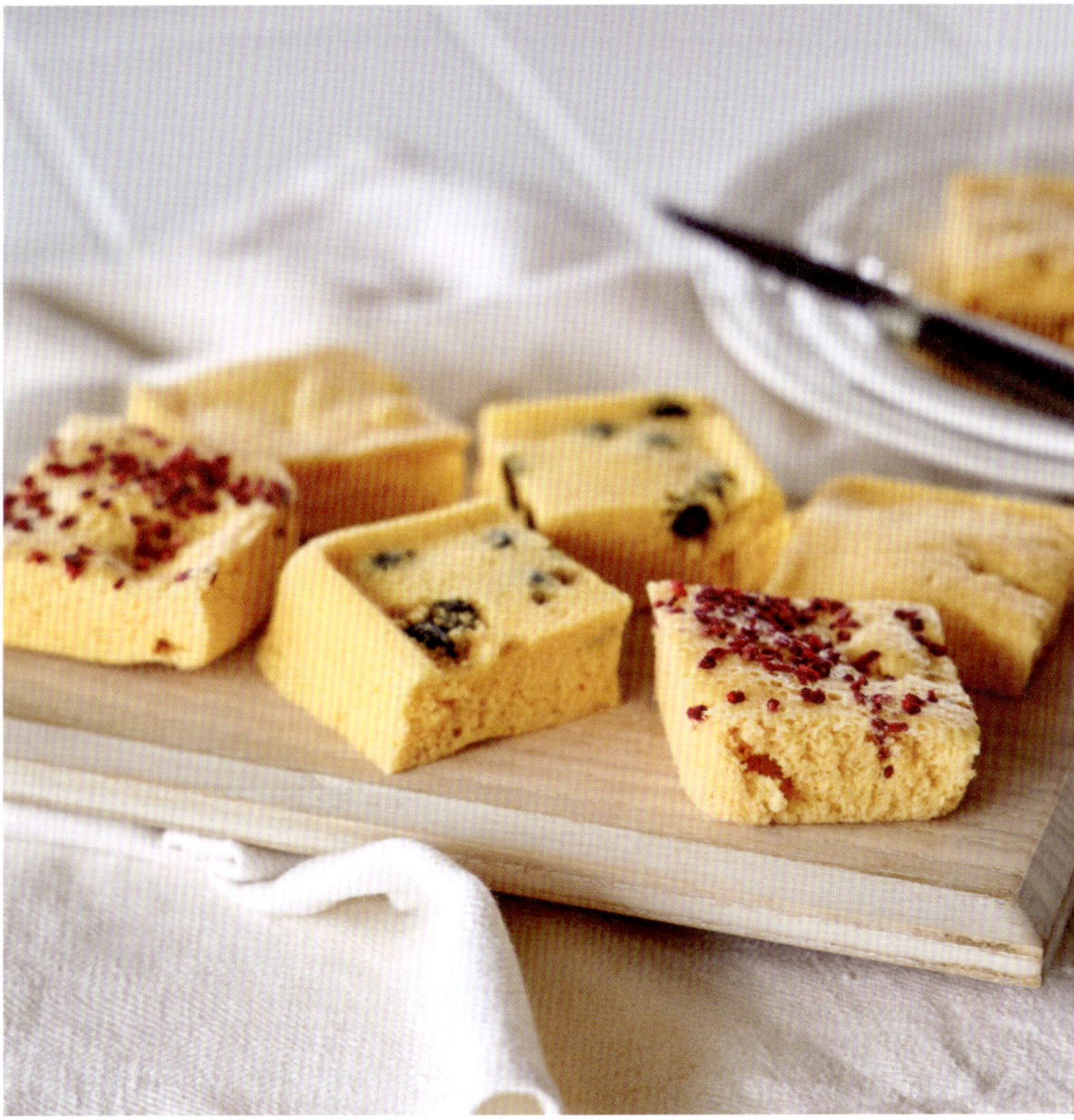

‖ Recipe ‖

おから蒸しパン

[材料] >約4個分
おからパウダー … 20g
ベーキングパウダー … 5g
水 … 80g
糖質ゼロ甘味料(ラカント)
… 20g
卵 … 1個
トッピング:
いちごのフリーズドライ、
煮豆(黒豆) … お好みで

[作り方]
1 ボウルにトッピング以外の材料を全て入れてよく混ぜる。

2 1を耐熱容器に移し、お好みでトッピングを加える。電子レンジ600Wで4分加熱する(蒸し器の場合は15~20分蒸す)。

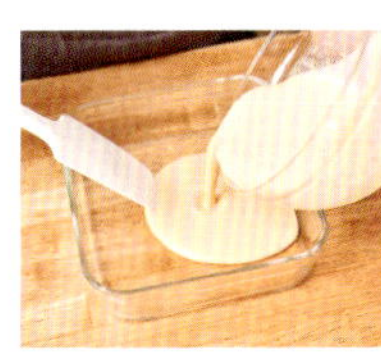

Point
生地はもったりではなく、シャバシャバが正解。粘り気が強い場合は水を少し足すといい

DAY
17

絶品鶏チャーシューを作ろう

野菜中心のあっさりとした食事を続けていると、ときどきがっつり系のおかずが欲しくなることがあります。そこで、DAY17ではボリューミーな鶏チャーシューの作り方を紹介します。
煮込む系の肉料理は、時間がかかるし面倒だと思っていませんか？　そんな先入観を吹き飛ばすレシピがこちら。**わたしの作る鶏チャーシューは、5分間ぐつぐつと煮込んだあとは、火を消してずっと放置するだけでできちゃう**から、とっても簡単なんです。さらに、おいしい味玉も一緒に作れるので、我が家の定番メニューとなっています。
鶏もも肉で作ってもいいですが、鶏むね肉のほうが食感がやわらかく仕上がるので、わたしのお気に入り。このレシピはオンラインの生徒さんにも好評で、1週間に2回作る人もいるほど。28Daysメソッドを支える人気レシピとなっています。

Q **調理の甘みとしてメープルシロップを使ってもいいですか？**

A はい、わたしも使っています。特に和食に合うと思います。でも、使いすぎには注意してね。

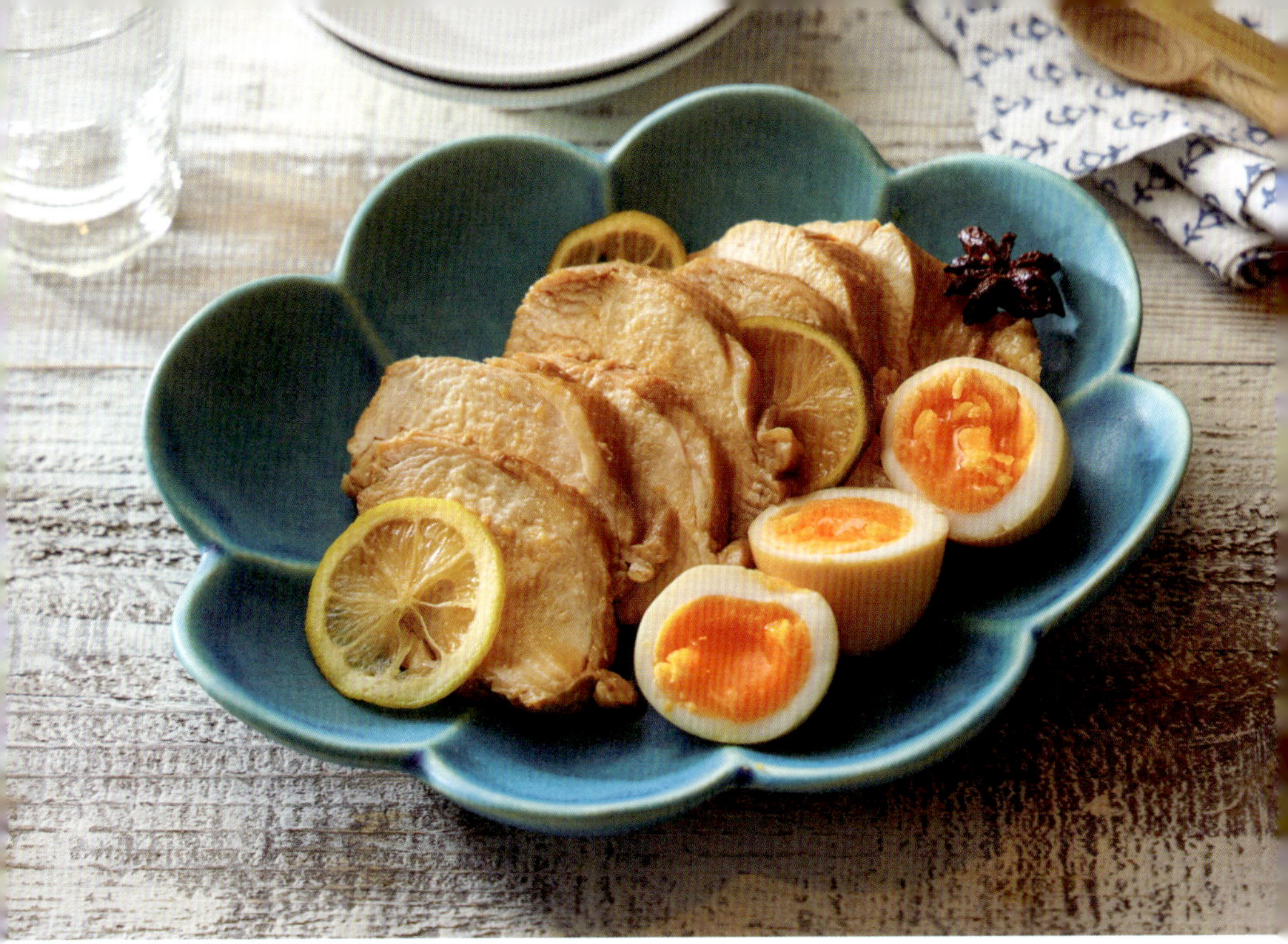

‖ Recipe ‖

5分煮込んで放置！ 鶏チャーシュー

[材料] >4人分

鶏むね肉（鶏もも肉でも可）
…2枚

★
- しょうゆ…150mℓ
- 水…100mℓ
- アガベシロップ（もしくはメープルシロップ）…80mℓ
- 料理酒…50mℓ
- リンゴ酢…大さじ1
- にんにくチューブ…大さじ1
- しょうが（せん切り）…適量
- 八角…2個

卵…4個

レモンスライス…1/2個分

[作り方]

1 鶏むね肉を鍋に入れ、★の材料を全て加えて加熱する。

2 沸騰したら、5分程度煮込む。

3 火を止めて蓋をして冷めるまで放置する。その間、半熟卵を作っておく。

4 粗熱がとれたら、半熟卵とレモンスライスを入れる。

5 蓋をして半日くらい放置すれば完成。

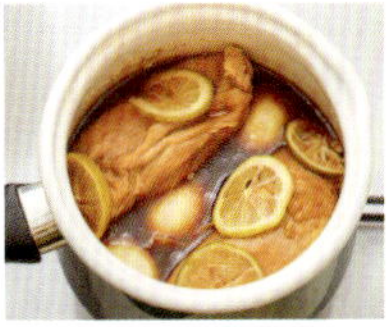

Point

半熟卵を入れて放置することで同時に味玉ができる。レモンスライスは好みに応じて量を調節する

DAY

18

ごはん代わりにもなるエナジーボール

ブリスとは「至福、この上ない喜び」を意味する言葉。今日は、「ブリスボール」と呼ばれる幸せになれるエナジーフードを作ってみましょう。

28Daysメソッドにおいて、3食をきちんと食べることは基本ですが、どうしても食べられない事態に直面することもあるかと思います。**仕事が忙しくてランチが食べられない、そんなときは、ブリスボールをパクッとお口に放り込めば、エナジーチャージができますよ。**いわばコンビニで売っている「プロテインバー」の、ナチュラルバージョンのようなイメージ。

このレシピは本当に自分の好みでアレンジし放題なので、記載している材料以外でも、ご自宅にあるナッツやドライフルーツ、スーパーフードを使って、オリジナルのブリスボールを作ってみてください。

フレーバーに使うパウダーも、ネット通販などで探すとたくさんいい材料に出合えます。わたしはきなこや抹茶を使って、和風にアレンジしたりしています。

たくさん作って冷蔵庫に入れておけば、エネルギーが欲しいときにパクッとつまめます。見た目も華やかだから、来客時のおもてなしにも重宝するんです。

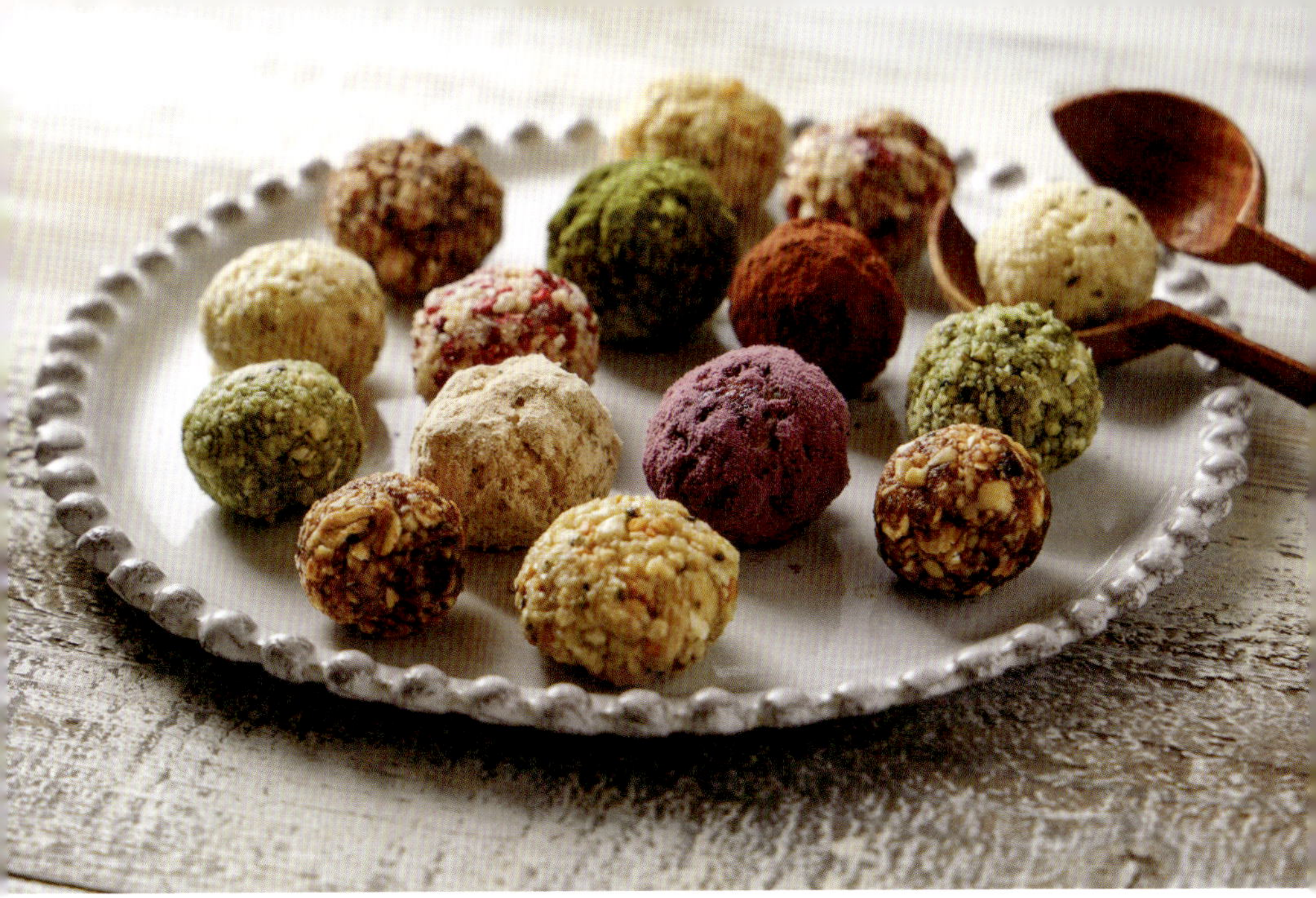

‖ Recipe ‖

ブリスボール

[材料] >約 8 個分

茶色ベース

アーモンド … 120g

デーツ … 80g

オートミール … 50g

塩 … 少々

白ベース

カシューナッツ … 150g

アガベシロップ

(もしくはメープルシロップ)

… 60〜70g

ココナッツファイン … 20g

ヘンプシード … 30g

塩 … 少々

フレーバー

お好きなフレーバーパウダー

… 適量

[作り方]

1 作りたいベースごとに、材料を全てフードプロセッサーに入れて攪拌《かくはん》する。

2 ピンポン玉サイズに手、もしくはラップで茶巾包みにしてまとめる(まとまりにくい場合はココナッツオイルを少々加える)。

3 フレーバーパウダーをそれぞれ入れた器に 2 を入れ、コロコロ転がして味つけをする。

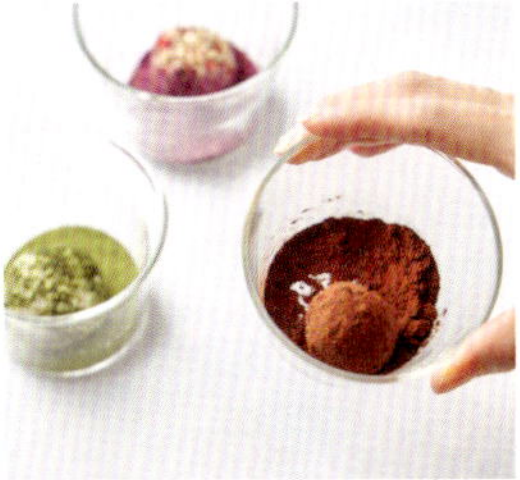

Point

まぶすフレーバーはお好きなものでアレンジ可能。写真のレシピにはカカオパウダー、きなこ、抹茶、ジンジャーパウダー、チャイティー(粉末)、いちごのフリーズドライ、アサイーパウダー、ビーポーレンを使用

DAY 19

鉄分・カルシウム補給ができる副菜を食べる

毎食記録を続けることで、始めたばかりの頃に比べて、食に関しての意識がぐっと高まったと思います。それでも、どうしても不足しがちな栄養素が、鉄分とカルシウムです。

食べもので鉄をたくさん摂るのは難しいですが、少しの工夫でちょこちょこ補給することは可能です。例えば、わたしはお湯を沸かすときや、お味噌汁を作るときに、鉄玉子を入れています。

また、乳製品を控えていると、カルシウム不足になりがちです。骨ごと食べられる小魚や、小松菜、ちんげん菜、ほうれん草など、カルシウムの多い食材を意識して食べるようにしてみてください。

優秀な食材なのが切り干し大根。ナトリウム、カリウム、カルシウム、マグネシウム、リン、鉄分などのミネラルの宝庫です。そして何より食物繊維が豊富だから、食養生の強い味方なんです。切り干し大根は、煮込み料理だけではなく、ヨーグルトに漬けてサラダにしたり、福神漬けにしたりと、加熱不要で戻すだけで、いろんな料理に早変わりします。

ここで紹介する「切り干し大根ヨーグルトサラダ」は、わたしの生徒さんに大人気のリピ率が高いレシピなので、ぜひ作って食べてほしいと思います。

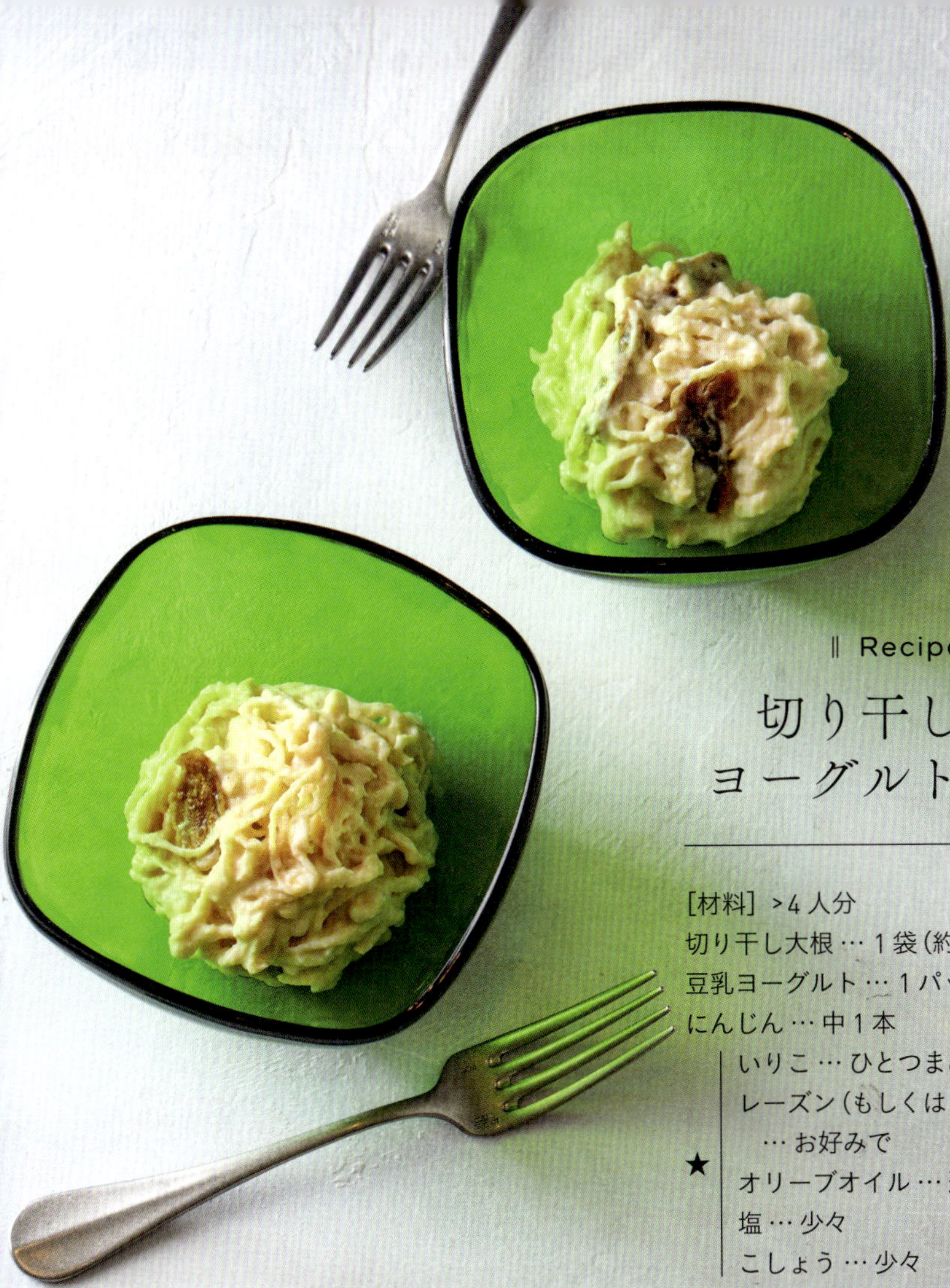

‖ Recipe ‖

切り干し大根 ヨーグルトサラダ

[材料] >4人分
切り干し大根 … 1袋(約80g)
豆乳ヨーグルト … 1パック
にんじん … 中1本

★
いりこ … ひとつまみ
レーズン(もしくはドライイチジク) … お好みで
オリーブオイル … 適量
塩 … 少々
こしょう … 少々

[作り方]

1 切り干し大根はさっと洗い、水けを切って、一晩豆乳ヨーグルトに漬けておく。

2 にんじんはせん切りにしておく。

3 ドライイチジクを使う場合は、みじん切りにしておく。

4 1に2と★の材料を入れ混ぜる。

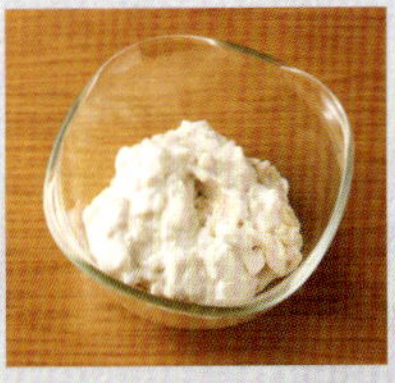

Point
切り干し大根は洗ったあと水で戻さず、豆乳ヨーグルトに一晩漬け込むことで、旨みと栄養素を逃さない

DAY 20

完全栄養食キヌア

スーパーフードとして知られる「キヌア」は、アンデス地方で古くから「穀物」として扱われ、食べられてきました。見た目は穀物っぽいけれど、正確にはほうれん草の仲間です。

キヌアにはたんぱく質や鉄分、マグネシウム、カルシウム、ビタミン類など、さまざまな栄養素が豊富に含まれています。白米と比較すると、鉄分が約4倍、マグネシウム、カルシウムが約9倍、ビタミン類も種類によっては10倍以上となっています。

なぜこれほどキヌアが注目されるようになったかというと、アメリカ航空宇宙局（NASA）がその栄養価の高さから、理想の完全栄養食として、将来の宇宙食に活用しようと研究を始めたことがきっかけのひとつだったそう。

初めて食べる場合は、お米1合に対してキヌアを大さじ1加えて炊くのがオススメです。キヌアの食感に慣れてきたら、キヌアだけで炊いてサラダにかけたり、カレーと一緒に食べたりと、トッピングやお米の代わりとして活躍します。

私はキヌアの食べ方をいろいろ工夫した結果、フードプロセッサーでクリーム状にしたものを焼いてクレープにして、具材を巻いて食べるキヌアラップに辿り着きました。小麦粉を使わなくても、もちもちとしたおいしいクレープが味わえます。

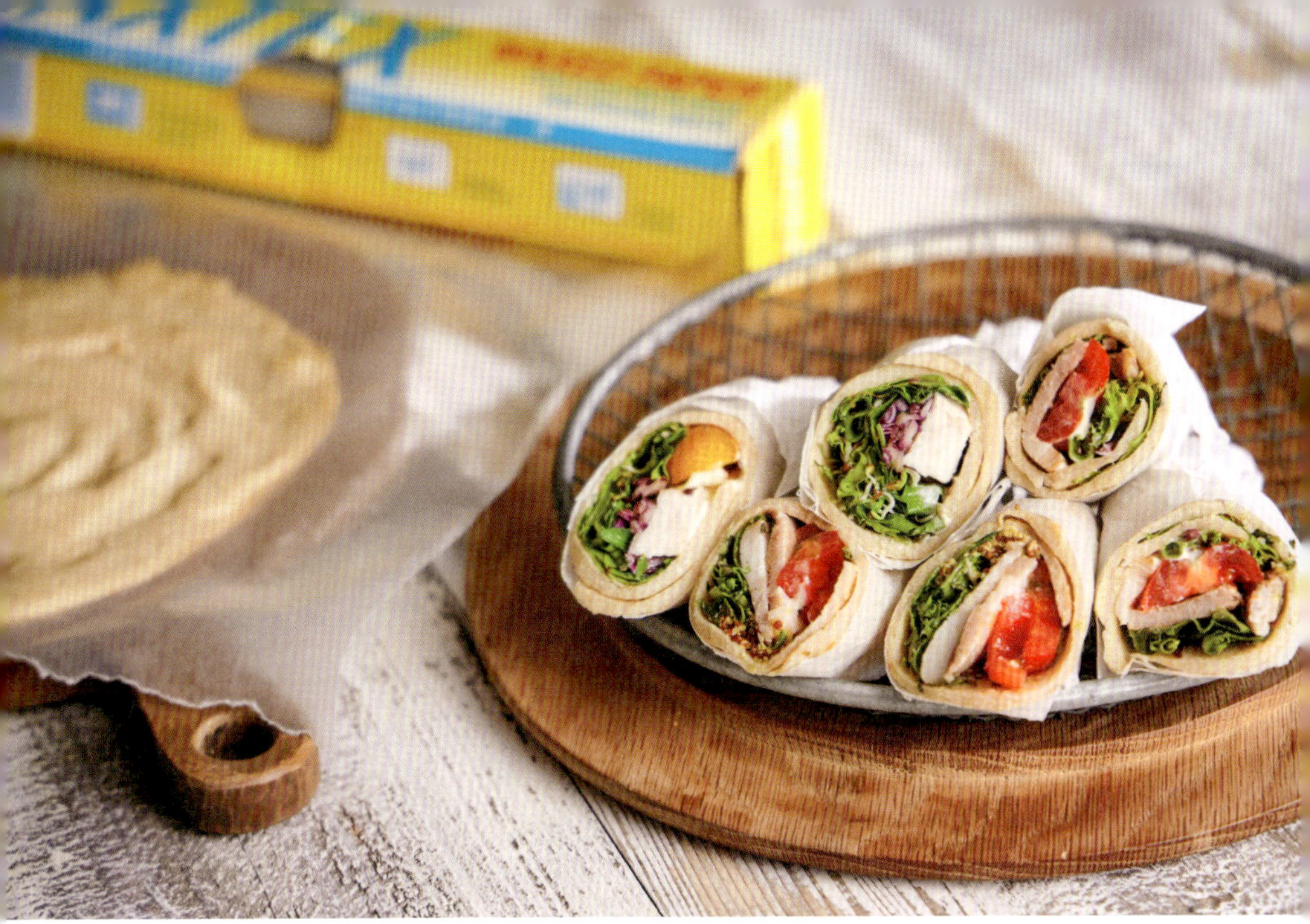

‖ Recipe ‖

キヌアラップ

[材料] >作りやすい分量
キヌア…1カップ
水…2カップ
塩…少々

[作り方]

1 洗ったキヌアをボウルに入れ、水を加えて一晩浸水させる。

2 1と塩をフードプロセッサーに入れ、粒感がなくなるまで撹拌する。

3 フライパンを熱し、クレープ状に焼いていく（くっつきやすい場合は油を引く）。

4 お好みの具材を包んで食べる。

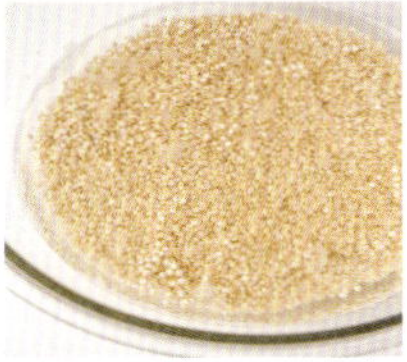

Point

キヌアは粒が小さいので、洗うときは茶漉しのような目の細かいものを使う。水に一晩浸水させると、膨らんでヒゲが出てくる

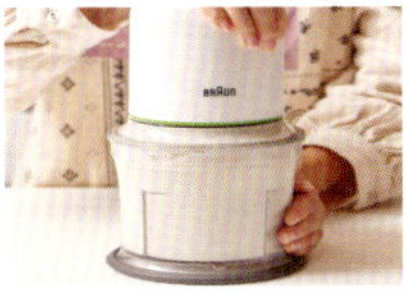

キヌアの粒が見えなくなり、なめらかなクリーム状になるまで撹拌する

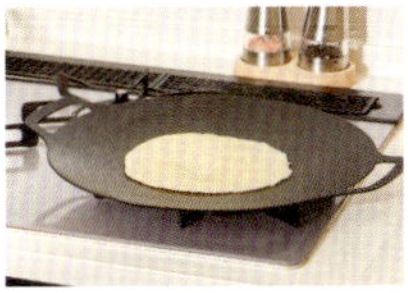

鉄のフライパンだとくっつきやすいので、ホットプレートを使ってもいい。写真はマルチグリドルを使用

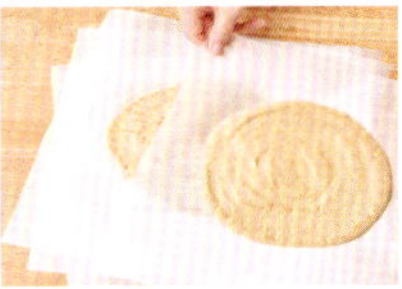

焼いたキヌアは重ねるとひっついて破けるので、一枚一枚クッキングペーパーを敷く。余った場合は冷凍で約1カ月保存できる

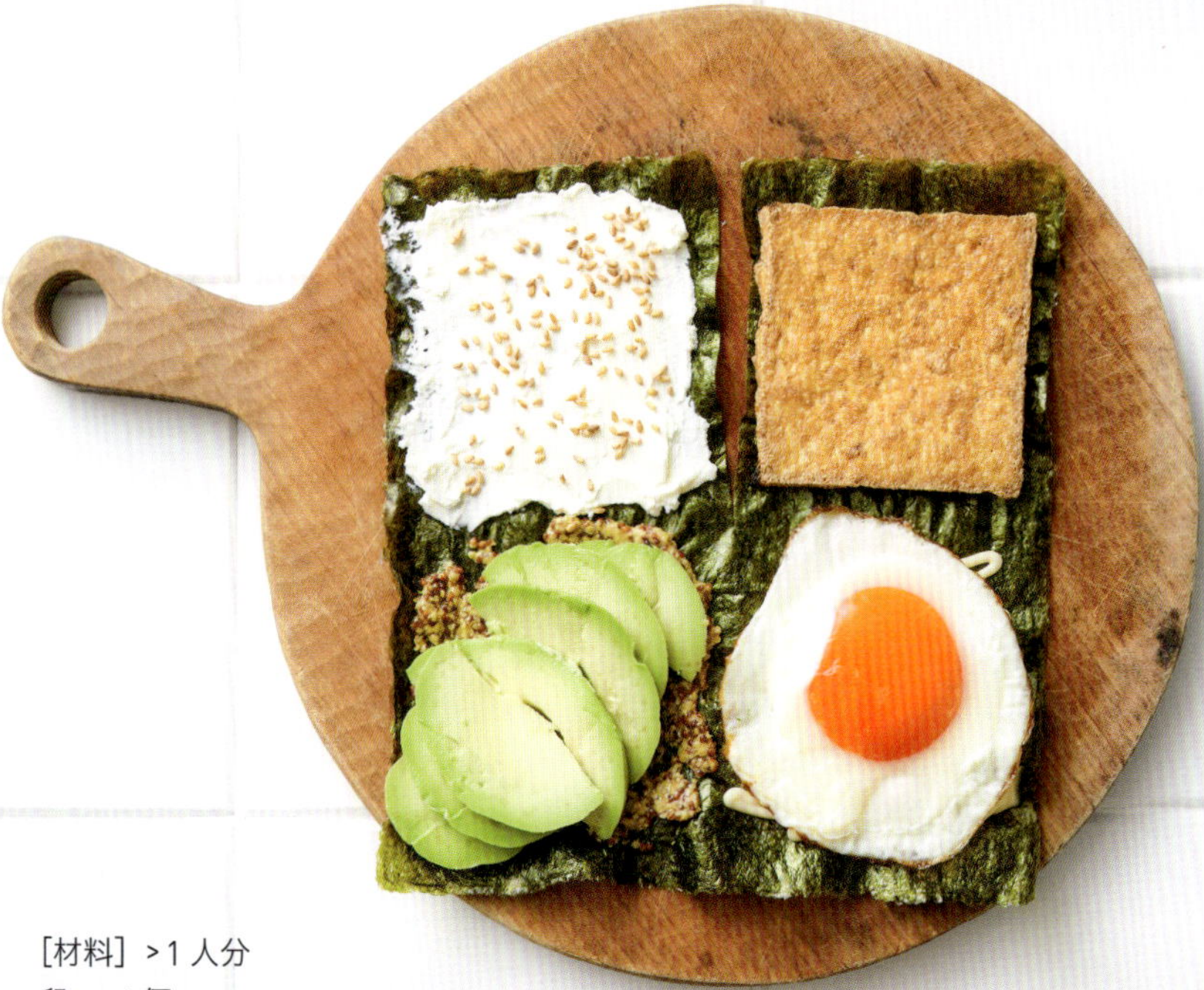

[材料] >1人分
卵 … 1個
アボカド … 1/2個
厚揚げ … 1枚
焼きのり … 1枚
手作りマヨネーズ … お好みで
粒マスタード … お好みで
クリームチーズ(できればオーガニック)
… 大さじ1
いりごま … 適量

[作り方]

1 卵は目玉焼きにする。アボカドはスライスし、厚揚げは焼いておく。

2 焼きのりのセンター上半分にカットを入れて、プレートの上に置く。

3 2にマヨネーズと粒マスタードをお好みで塗り、目玉焼き、アボカド、厚揚げ、クリームチーズを4面に分けて置いていく。

4 クリームチーズにいりごまをふりかける。

5 折りたたんで食べる。

Chao's favorite recipe

ジャンクフード風のスーパーフードバーガー

キヌアラップのように具材を巻いて食べるお手軽レシピを、もうひとつ紹介します。お好きな具材を焼きのりに包んで食べる、スーパーフードバーガー。片手で食べられるから、忙しいときにぴったり。栄養もバッチリです!

DAY

21

全身浴をする

お風呂は「体を洗うために入るもの」と思っている人は多いですよね。だから、シャワーでチャチャッと済ませちゃう。でも、お風呂には体を洗う以上の役割があるんです。

湯船に肩まで浸かって、体全体に水圧をかけリンパの流れを促進することで、体に溜まった老廃物の排出を促します。 ダイエット目的で半身浴をする人もいますが、全身浴をすることが大事なんです。

わたしは、エプソムソルトを入れて全身浴をしています。エプソムソルトとは「硫酸マグネシウム」のこと。ミネラルの一種「マグネシウム」は、私たちの体にはなくてはならないものなので、湯船にエプソムソルトや、にがりなどのミネラルを入れて補給しましょう。

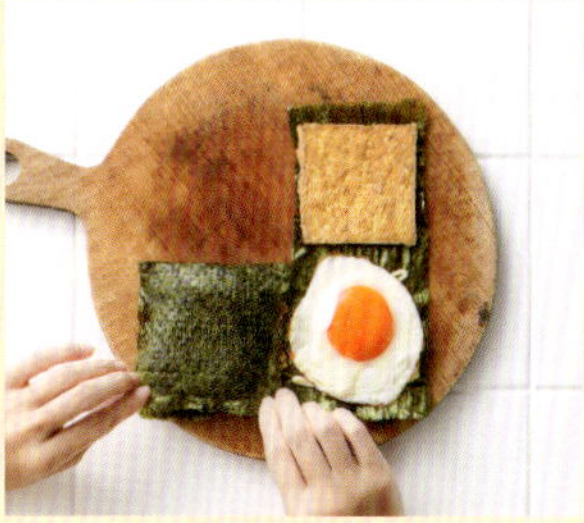

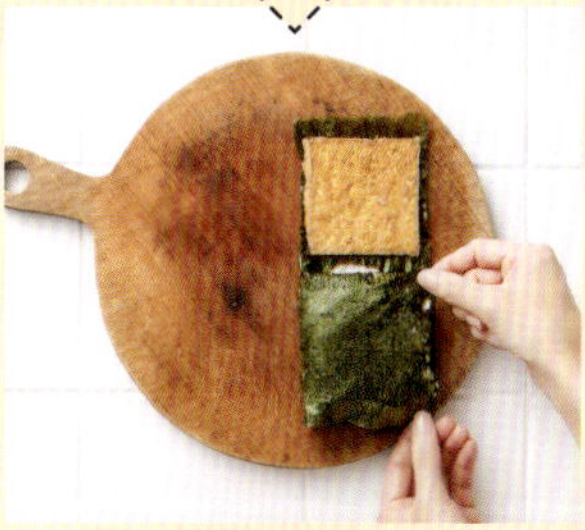

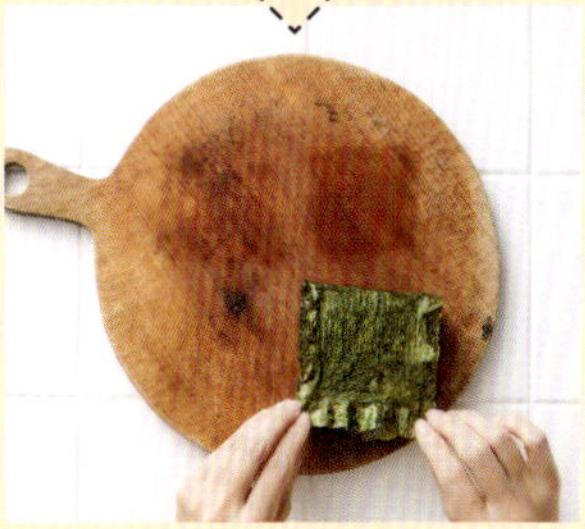

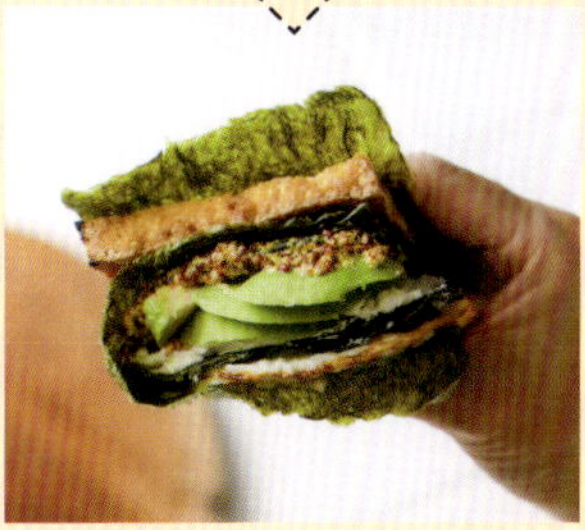

のりを一面ずつパタンパタンと折っていく。クリームチーズが接着剤代わりになって、折りたたんだときに崩れにくい。アボカドや厚揚げを入れる場合は、わさびじょうゆで食べるのがオススメ

DAY
22

いろんな乳酸菌が摂れる水キムチ

多くの女性が悩まされている不調のひとつが便秘。DAY22では、この便秘に効果抜群で、腸活にぴったりなレシピを紹介します。乳酸菌が豊富な食材と聞くと、ヨーグルトなどの乳製品を思い浮かべる人が多いと思いますが、野菜の皮にも乳酸菌が生息しているんです。**野菜の皮に生息する乳酸菌は「植物乳酸菌」と呼ばれ、過酷な自然環境でも生育する**ため、胃酸や胆汁などの消化液に耐えて腸まで到達する確率が高いといわれています。

米のとぎ汁にいろんな野菜を皮ごと漬けて発酵させた水キムチは、まさに乳酸菌の宝庫。この水キムチを毎日食べると、腸の調子が整って、便秘の解消にもつながりますよ。水キムチに限らず、腸活のためにも料理をするときは、できるだけ野菜の皮は剥かずに、そのまま使うことをオススメします。

米のとぎ汁の代わりにリジュベラックを使ってもOK。聞きなじみのない人が多いと思いますが、玄米や麦などの穀物を発芽させた水を発酵させて作る、酸味のある乳酸菌飲料です。自宅で簡単に作れます。

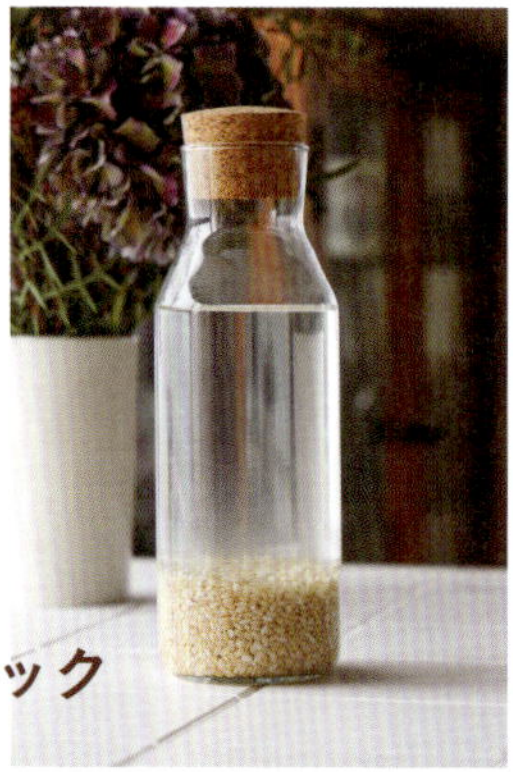

HOW TO

リジュベラックの作り方

1 洗った玄米を瓶に入れて水に浸し、発芽させる（気温によるが発芽まで約2〜3日）。

2 発芽させた玄米の水を入れ替え、放置する（夏6〜12時間・冬24〜48時間程度）。このとき空気が入るように、蓋はせずネットなどを被せておく。

3 瓶を振ってみて、ぷくぷくと泡が立ってきたら出来上がり。蓋をして冷蔵庫で保管し、早めに飲み切る。

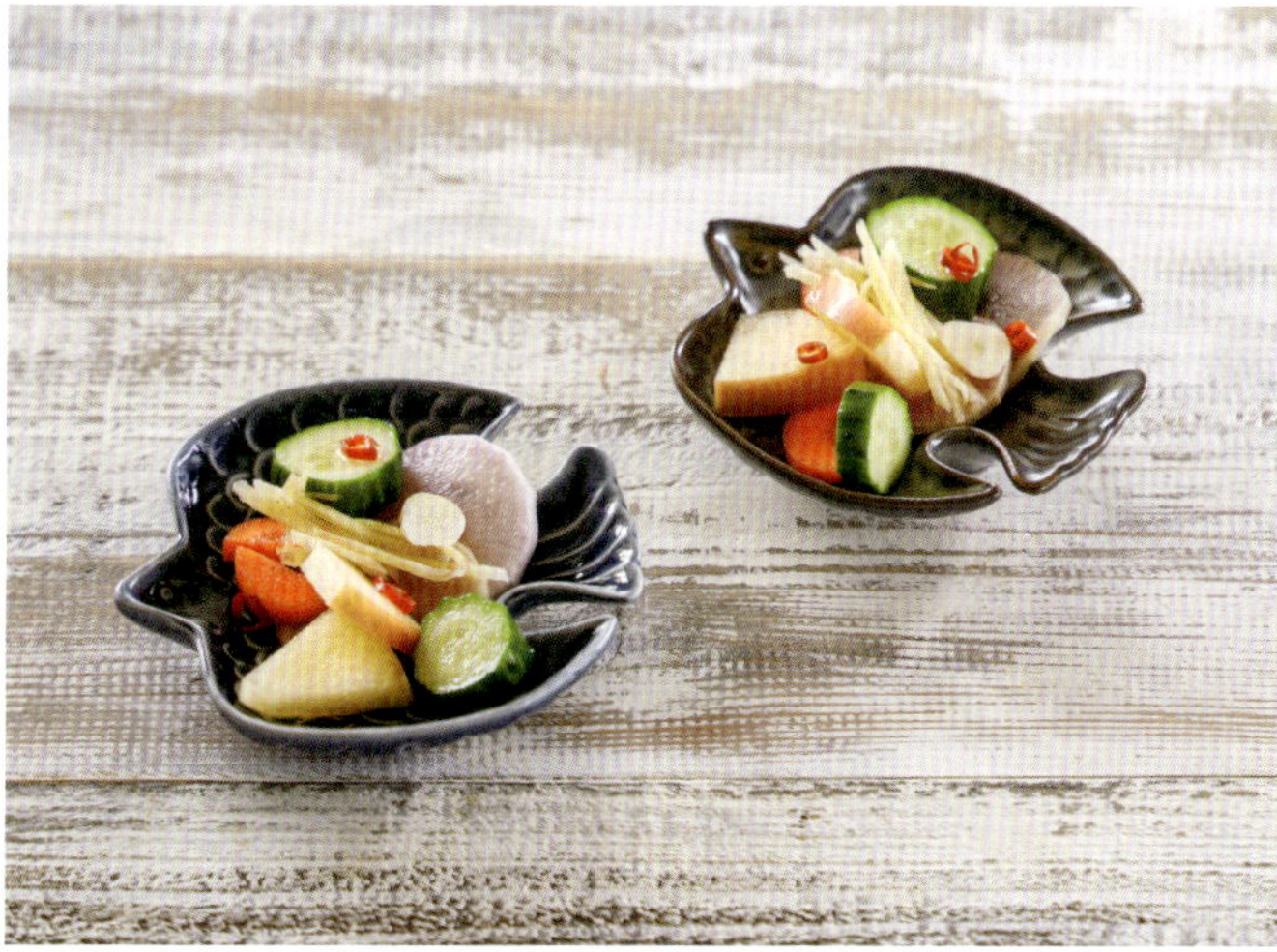

‖ Recipe ‖

とぎ汁から水キムチ

[材料] >4人分

★
- 米のとぎ汁(リジュベラックでも可) …600cc
- 塩…20g
- 砂糖(てんさい糖など白砂糖以外のもの)…10g

にんにく…1片
しょうが…1/2片
にんじん…1/2個
りんご…1/4個
きゅうり…1本
むらさき大根…1/4本
唐辛子…1本

準備するもの…蓋付き保存容器

Point

お好みの野菜でOKだが、
乳酸菌が豊富なにんじんと
りんごは必ず入れる

[作り方]

1 事前準備として、米(無農薬米がオススメ)をといでとぎ汁を作っておく(最初のとぎ汁は捨て、2回目以降のものを使用する)。保存容器を煮沸消毒しておく。

2 鍋に★を入れて火にかけ、沸騰したら火を止める。

3 薄切りにしたにんにくと、せん切りにしたしょうがを**2**の鍋に入れる。

4 材料の野菜をよく洗い、皮ごと一口大に切る。

5 保存容器に**4**と輪切りにした唐辛子を入れ、粗熱の取れた**3**を野菜がしっかり浸かるまで注ぎ入れる。ラップをして蓋をし、常温で1日発酵させる。

6 野菜がしんなりしたら冷蔵庫へ移し、1週間以内を目安に食べ切る。

DAY 23

腸脳相関

わたしたちは、常に頭だけで何かを考えているつもりですが、実は腸も思考に影響を与えていることを知っていますか？

主に消化を司る器官と考えられてきた腸ですが、近年の研究で腸と脳は連携して働いているということがわかってきたそう。**脳と腸は神経を通じて緊密に連絡を取り合っており、その連携には腸内細菌も大きく関わっています。**これが、腸が「第2の脳」といわれる所以《ゆえん》です。

例えば、ストレスを感じるとお腹が痛くなりますよね。これは、脳が自律神経を介して、腸にストレスの刺激を伝えているからです。逆に、腸内環境が悪化すると、それが脳に影響して、不安やうつ状態など、精神的な問題を引き起こすこともあるといわれています。このように、腸の状態と心の状態は、合わせ鏡のような関係なんです。

わたしの経験ですが、便秘に悩まされている生徒さんは不安を口にするケースが多いです。そして、腸の調子を整えて、お通じがスムーズになっていくと、自然とその不安が解消されていくのを何度も見てきました。腸の状態が整うと、QOL（生活の質）が上がっていくのが目に見えてわかります。みなさんも一度、自分の腸の状態をじっくり観察してみてくださいね。

腸脳相関

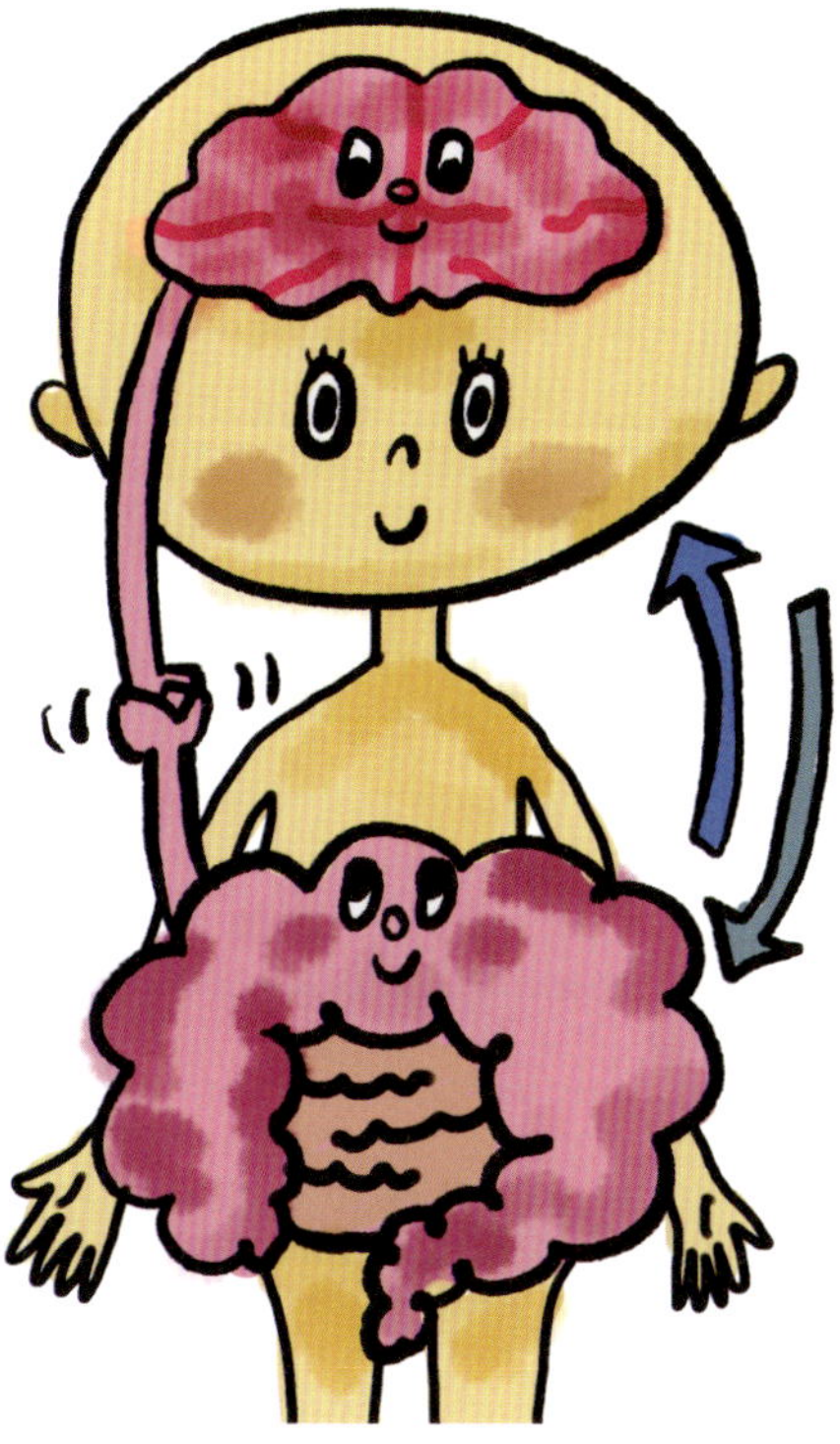

腸内環境が整うと、幸せホルモンといわれるセロトニンが出やすくなります。セロトニンは精神を安定させる神経伝達物質で、消化器官に多く存在していることがわかっています。貯金もだけど「腸菌」も大事。

DAY

24

ボーンブロスを作ろう

そろそろ28Daysメソッドが習慣づいてきた頃かと思いますが、この先も続けていくにあたり、仕事やプライベートでストレスが生じたり、外食が続いたりで、調子が乱れる場面もあるでしょう。また、風邪をひいて食欲が落ちてしまうこともあるかもしれません。そんなとき、助けになるのが「ボーンブロス」です。

ボーンブロスは、骨付き肉を長時間煮込んで作るだしスープのこと。わたしは主に鶏肉を使いますが、牛や豚、鯛のあら、海老の殻などを使うこともできます。鶏の手羽中、手羽元、手羽先を使うと、ゼラチンを多く抽出することができるほか、骨に含まれるアミノ酸やカルシウムなどのミネラルやビタミンがスープに溶け出して、栄養満点かつ旨みたっぷりです。

ボーンブロスには、免疫力を上げたり、腸の働きを改善したりなど、さまざまな効果が期待できます。例えば、ゼラチンに含まれるグルタミン酸は、腸壁のダメージを修復してくれることが研究でわかっています。また、血中のたんぱく質が増え、余分な水分が排出されてむくみが解消するなど、美容にもとてもいいんですよ。

スープは消化に力を使わないので、疲れた体をいったんリセットして、栄養チャージをしたいときにぴったりです。一度作って冷凍しておけば、いざというときに助けになります。

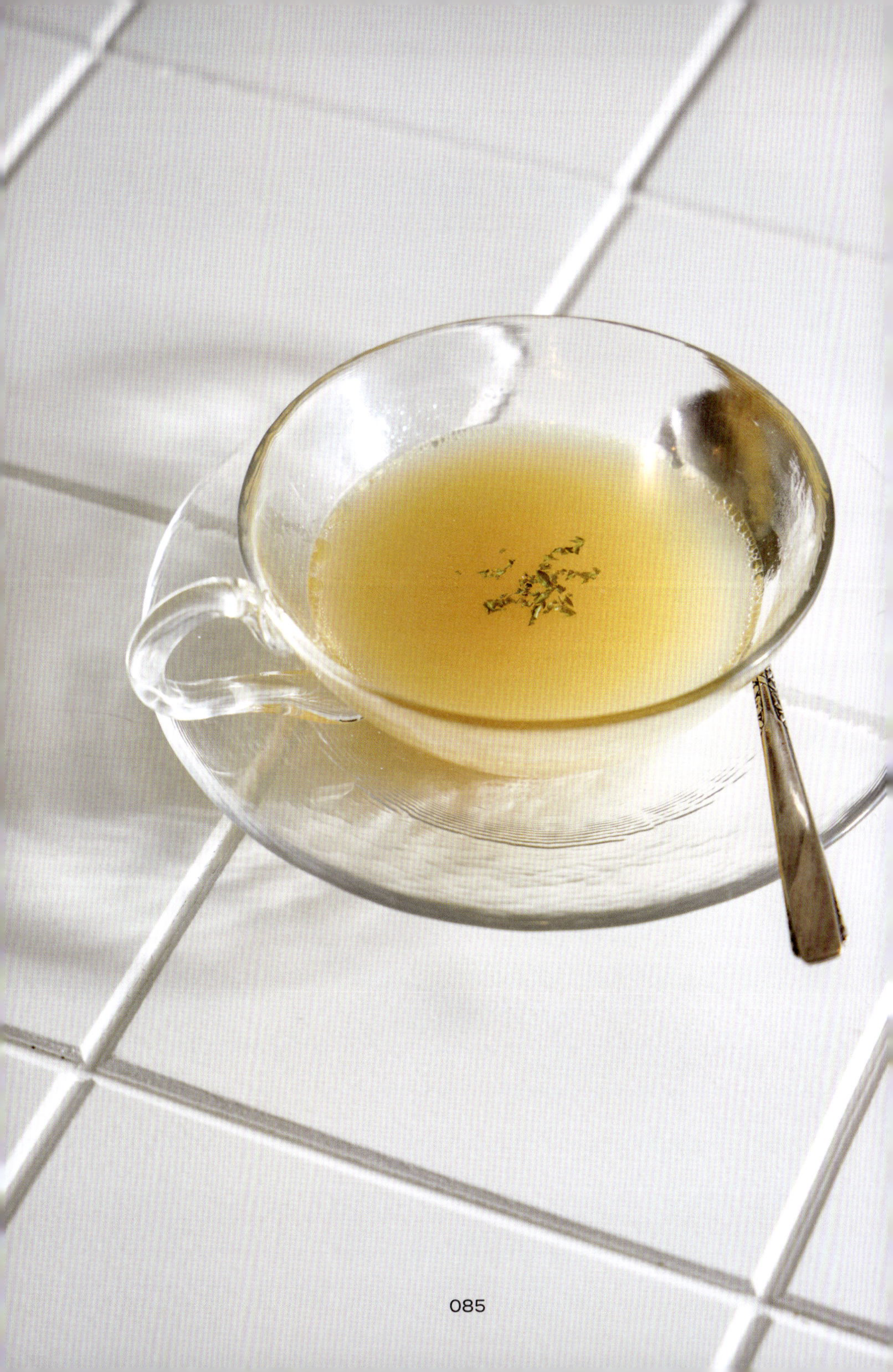

簡単ボーンブロスの作り方

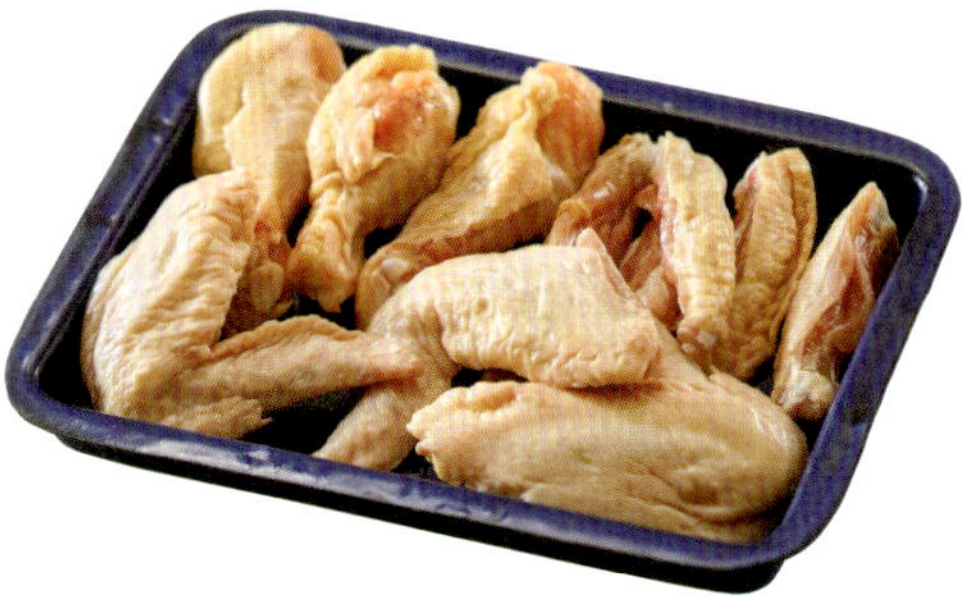

[材料] >作りやすい分量
手羽元・手羽中 … 合わせて1kg
水 … 適量
玉ねぎ … 1個
にんにく … 3片
長ねぎの青い部分 … 1本分
にんじん … 1本
★ しょうがスライス … 5枚
★ アップルサイダービネガー … 大さじ2
★ ペッパーコーン（もしくはブラックペッパーの粒）… 大さじ1
塩 … 少々
パセリ … お好みで

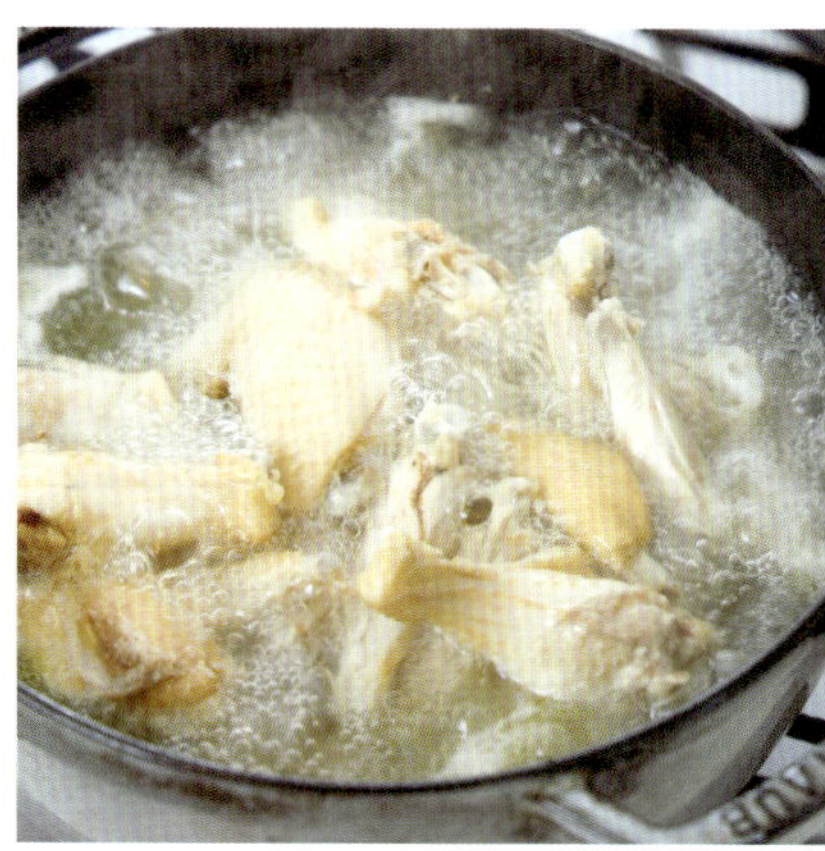

1 鍋に手羽元・手羽中を入れ、材料が被るくらい水を注ぎ、強火で煮込む。

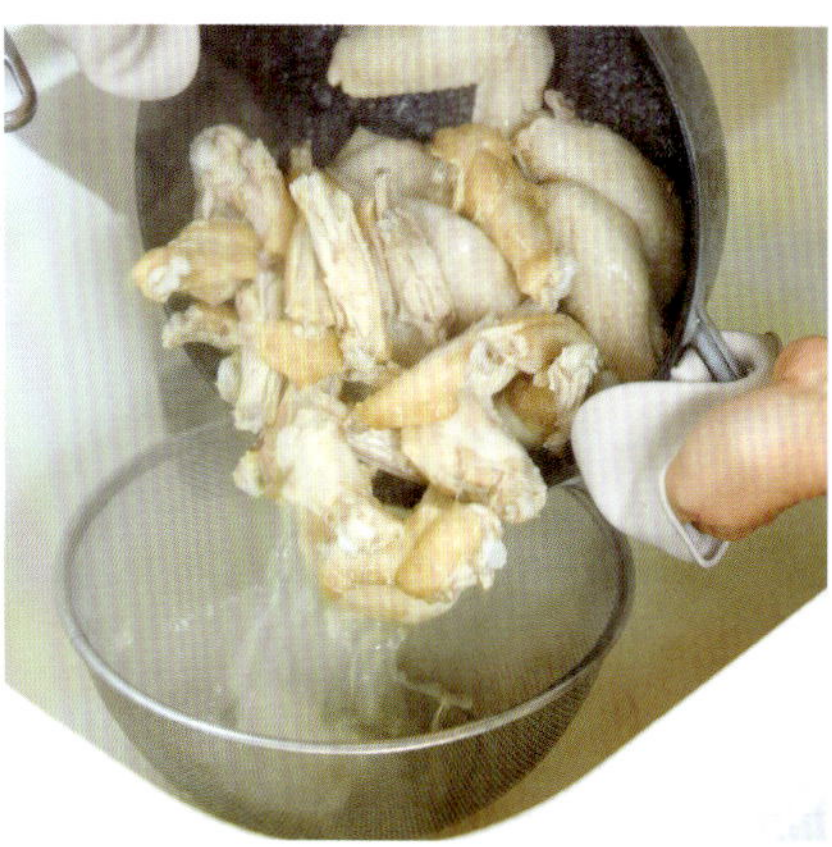

2 沸とうしてアクが出たタイミングで一度お湯を全て捨てる。

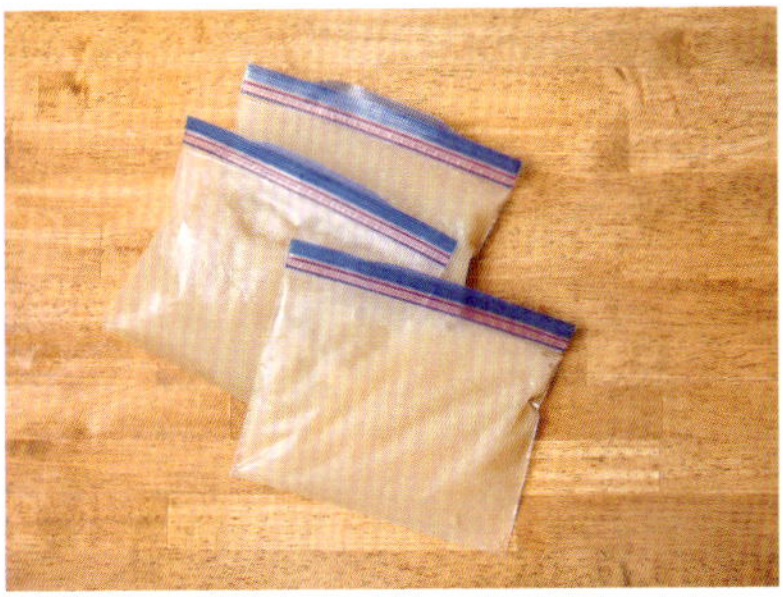

Point

冷めたスープを保存袋に小分けして入れ、冷凍すると1カ月保存可能。食養生では薬のような役割。毎日ちょこっとずつ飲むことで、栄養補給や腸内環境のケアができる

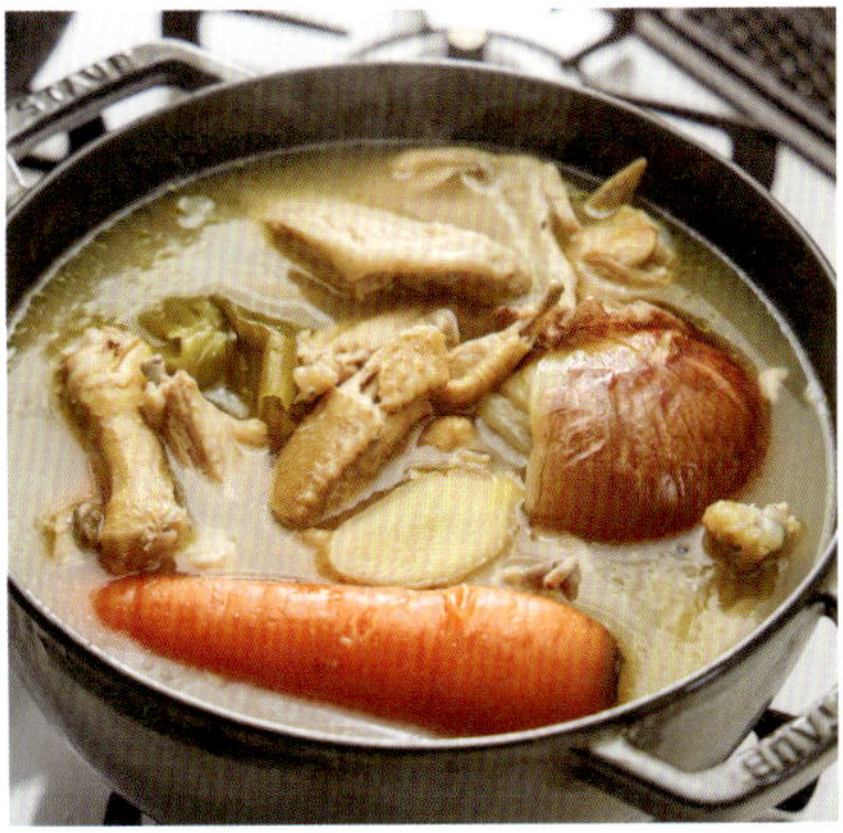

3 玉ねぎ、にんにくを皮ごと半分に切る。長ねぎはざく切りにする。にんじんは汚れた部分があれば取っておく。

4 3と★を鍋に入れ、材料が被るくらい水を注ぎ、弱火でアクを取りながら2〜3時間くらい煮る。

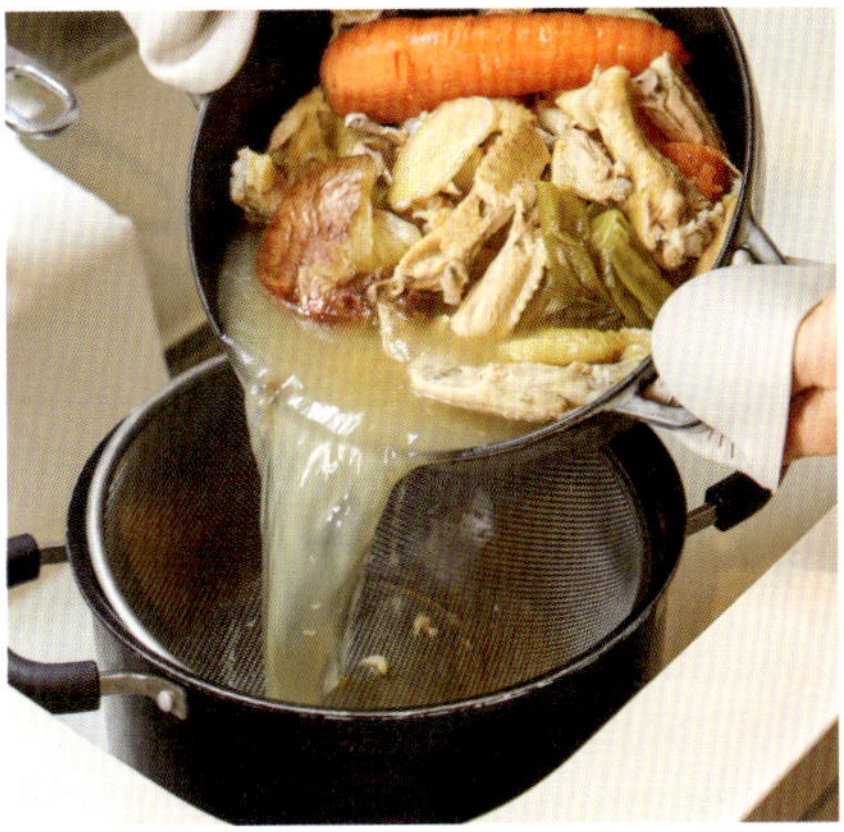

5 ザルに材料をあけて濾し、スープだけを取り出す。器に盛り、塩を加え、お好みでパセリを散らす。

DAY 25

抗炎症効果のあるものを食べる

炭水化物に偏っていたり、甘いものをたくさん食べたり、揚げ物が多かったりといった食生活を送っていると、体の中でたんぱく質が糖と結びついて劣化し、老化物質であるＡＧＥｓ（終末糖化産物）が生じて、あちこちで悪さをします。わたしたちの細胞や臓器では、常に慢性的に炎症が起きているのです。

これらの炎症は放っておくと病気につながるので、食事によって改善していくことが大切です。どんなものを食べると炎症を起こしにくく、抗炎症効果を得られるのか、いくつか例をあげてみますね。

まずは野菜。食物繊維が豊富な野菜は血糖値の急上昇を抑えるので、高血糖値が続くことで発生するＡＧＥｓを抑制してくれます。オリーブオイルには、抗菌・抗酸化・抗炎症作用を持つポリフェノールが、アボカドにはカロテノイドといった炎症と闘う抗酸化物質が豊富に含まれているので、これらの食品もオススメです。

脂がのった魚はオメガ３脂肪酸が豊富に含まれており、炎症を引き起こす化合物の分泌を抑制してくれます。

わたしがよく作る抗酸化作用のあるメニューは、ボーンブロスをアレンジした薬膳カレー。煮込んだ野菜を捨てずに使えるレシピなので、ぜひ試してみてください。

ボーンブロスを使った薬膳カレー

ボーンブロスに含まれるゼラチンが免疫を高め、消化器系の炎症を軽減する効果が期待できる。ターメリックにも炎症を鎮める作用がある

HOW TO

煮込んで完成したボーンブロス（作り方はP.86〜87参照）の骨は除外して、野菜は捨てずに、玉ねぎとにんにくの皮を取り除き、フードプロセッサーでポタージュにする。カレー粉を製品の規定量加えて溶かせば、薬膳カレーの出来上がり。甘みが欲しいときははちみつやアガベシロップを足してもOK。ピンクペッパーを散らし、玄米トーストを添えて召し上がれ。

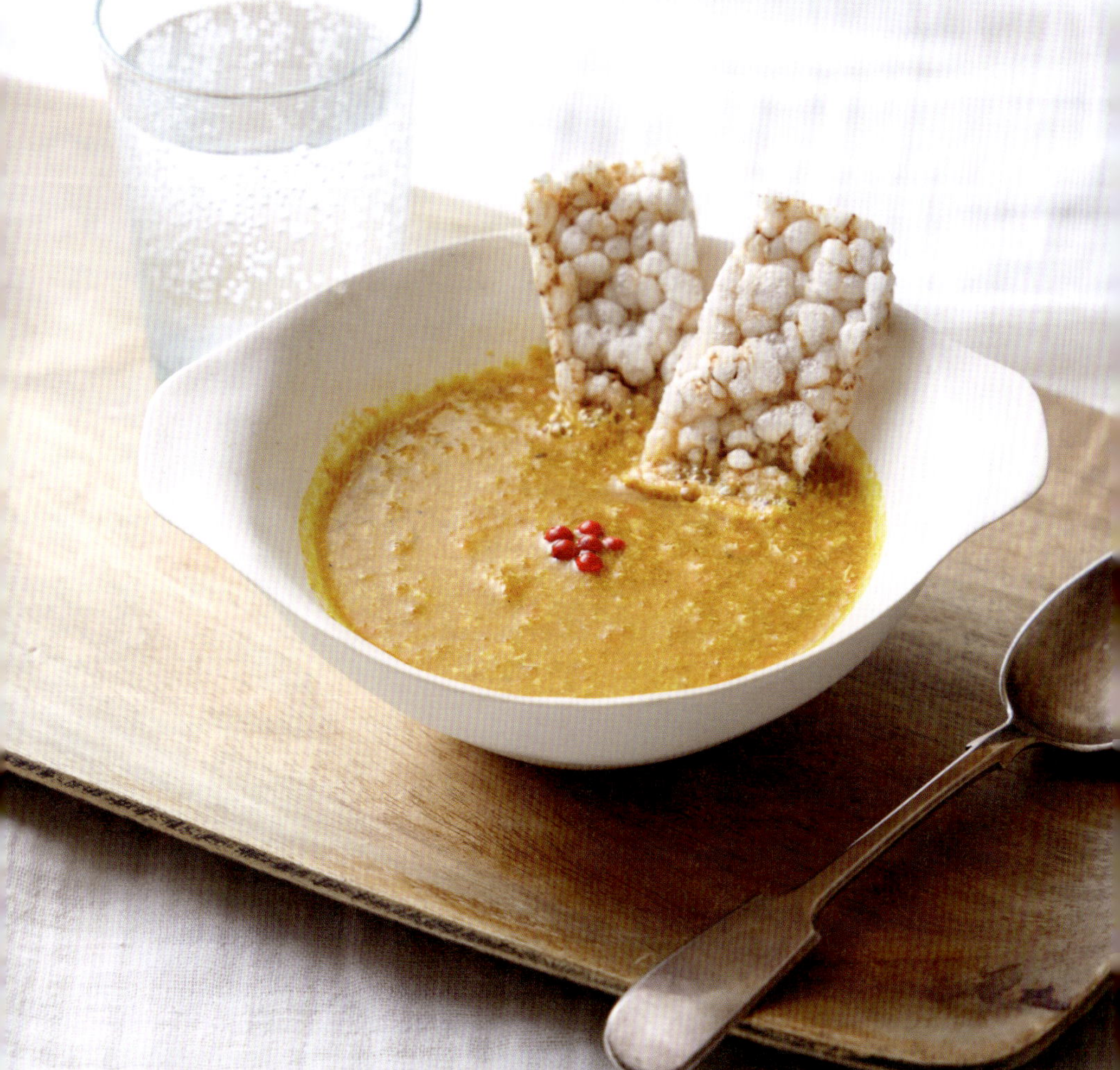

DAY 26

よく噛むこと・消化の話

そろそろ28Ｄａｙｓも完走間近ですが、ここで今一度振り返ってほしいことがあります。

「しっかり噛んで食べていますか？」

自分が何回咀嚼《そしゃく》してから飲み込んでいるか、一度数えてみてください。10回も噛まずに飲み込んではいませんか？

よく噛んで食べることは、体にとってさまざまなメリットをもたらします。例えば、しっかり噛んでいるうちに満腹中枢が刺激され、食べすぎ防止になったり、咀嚼によって脳神経を刺激するため、脳の働きを活発にしてくれたりします。

ゆっくり食べることにもつながるので、食べ物をより味わえるようになり、味覚が鋭くなって、薄味でもおいしく感じられるようになるんですよ。

また、しっかり咀嚼して唾液を出すと、アミラーゼなどの消化酵素がでんぷんや糖質を分解し、消化吸収を助けてくれます。唾液には口腔をキレイに保ち、潤して保護する役割のほか、虫歯などの菌の抑制、ＰＨ緩衝作用もあります。**口は腸の入り口なので、口腔が健やかだと、腸内環境にもいい影響を与えます。**

よく噛むことを意識するだけで、こんなにもいいことがあることに、気がついてくれましたか？

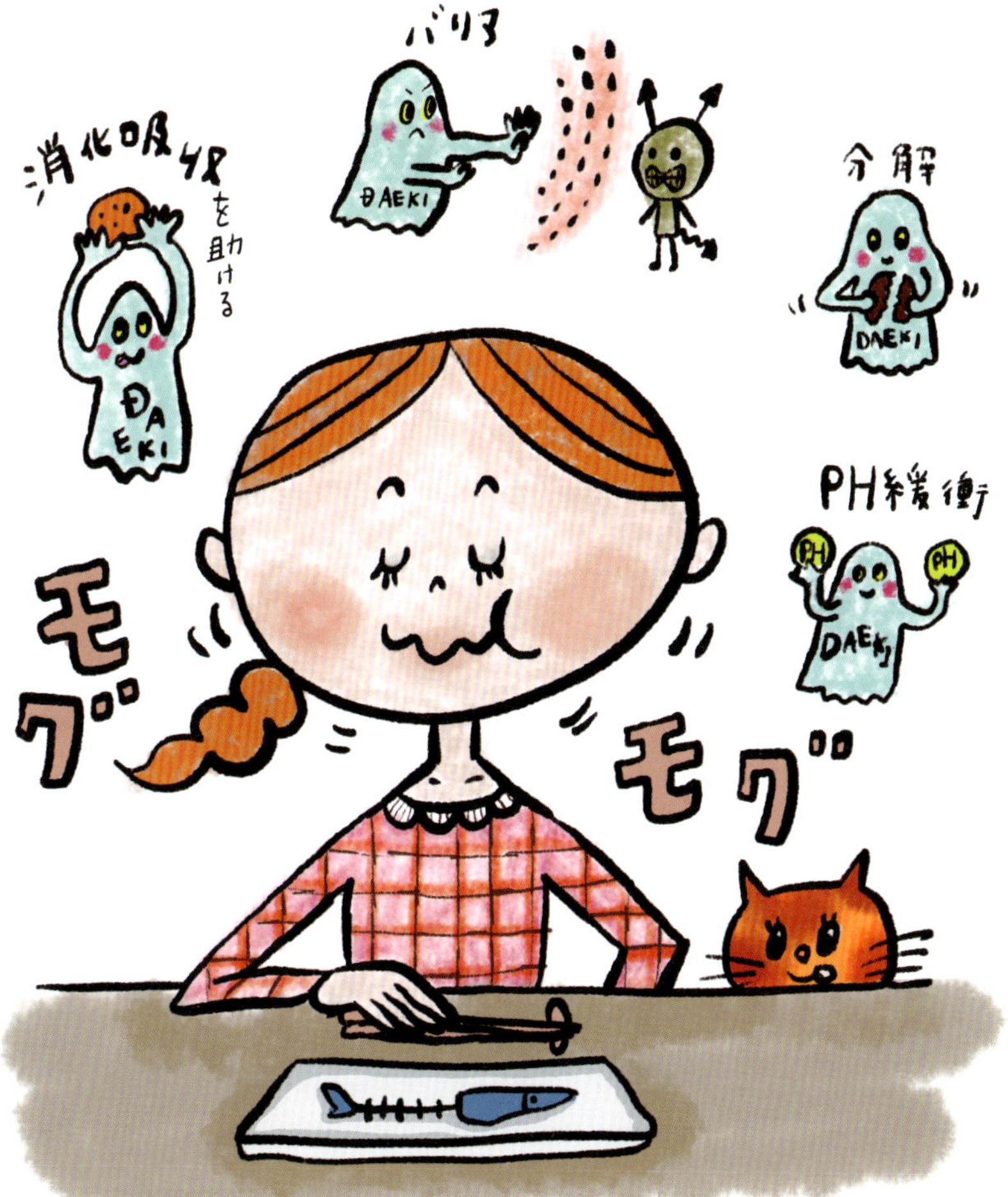

ぜひ一度トライしてほしいのが「食べる瞑想」。言葉を発さずに、口に入れた食べものの食感や味わいを、丁寧にひとつずつ感じ、観察しながらゆっくり食べていきます。味を濃く感じるなどの発見があるはず。

DAY

27

グルテンフリーのケトパン作り

わたしは、食べてはいけないものを制限するのではなく、食べられる形に工夫するという考え方が好きです。糖質をコントロールするため、大好きなパンを一切断ちましたが、それでも、わたしが子ども時代によく食べていた、たっぷりの玉ねぎとベーコンが入ったパンを、食べたいとふと思いました。そこで、小麦粉なしで再現したレシピを紹介します。

もともとケトジェニック（主な体のエネルギー源を糖質ではなく脂質にする食べ方）を実践している人たちが食べる「ケトパン」というものがあり、何度か作ったことがあったので、これをベースにアレンジして作りました。**普通のパンと違って、発酵や形成が必要ないのでとても簡単なうえ、糖質オフ&グルテンフリーだから心おきなく食べられるんです。**

手作りのベーコンを細かく切って入れてもいいし、マッシュルームやほうれん草ともとても相性がいいんですよ。子どものおやつとして、バナナを入れて作ってもおいしいです。チーズは乳製品なのでなくてもいいけれど、たまには食べてもいいんじゃないかなと思います。

アレンジ自在なので、ご自身のオリジナルのケトパンを作ってみてくださいね。

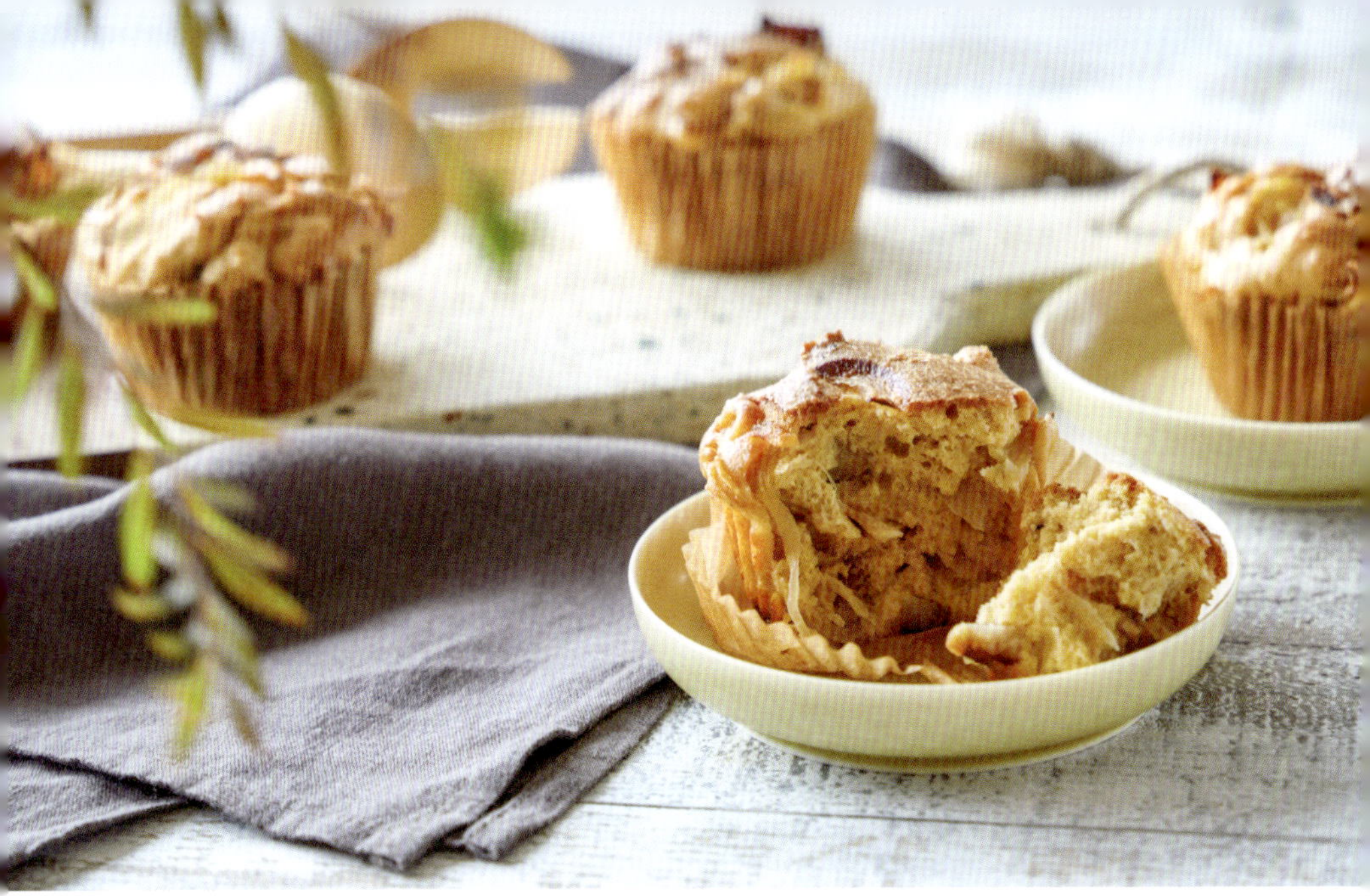

‖ Recipe ‖

玉ねぎケトパン

[材料] >約6個分

★
- アーモンド粉…100g
- サイリウム…10g
- ベーキングパウダー…小さじ1
- 塩…少々

玉ねぎ…1個
卵…2個
チーズ…お好みで
アップルビネガー…大さじ1
ココナッツオイル…大さじ3
お湯…大さじ4

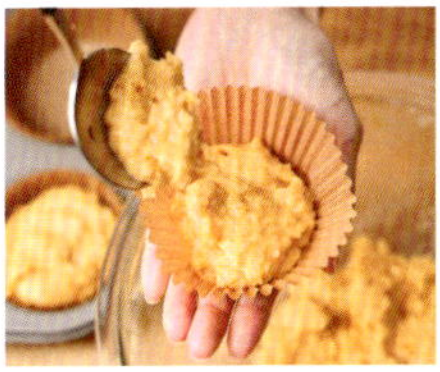

Point
生地はけっこうもったりしているので、カップケーキの型に入れるときはスプーンなどですくって、トントンして入れるとやりやすい

[作り方]

1 ボウルに★を入れ、しっかり混ぜ合わせる。

2 玉ねぎは皮を剝いて薄切りにし、フライパンでしんなりするまで炒める。

3 **1**に**2**、卵、一口大に切ったチーズ、アップルビネガー、ココナッツオイルを入れ、しっかり混ぜる。

4 **3**にお湯を入れて、ベチャベチャした感じがなくなり、もったりするまで混ぜる。

5 カップケーキの型に入れて、180℃に予熱したオーブンで30分焼く。

28日間の振り返り

完走おめでとうございます。28日間本当にお疲れ様でした。

こんなに甘いものを意識して抜いたり、コンビニに立ち寄ることをやめたり、たくさんの野菜をもりもり食べたりしたのは、もしかしたら人生で初めてのことだったかもしれません。

そして、たくさんの前向きな変化に気がついていますか?

肌がもちもちして透明度が上がった。
幸せを感じる時間が増えた。
朝の目覚めがよくなった。
お腹が空いた感覚を楽しめるようになった。

さまざまな収穫を受け取っているはずです。

そしてこの本に最初に記した言葉。

「汝の食事を薬とし、汝の薬は食事とせよ」

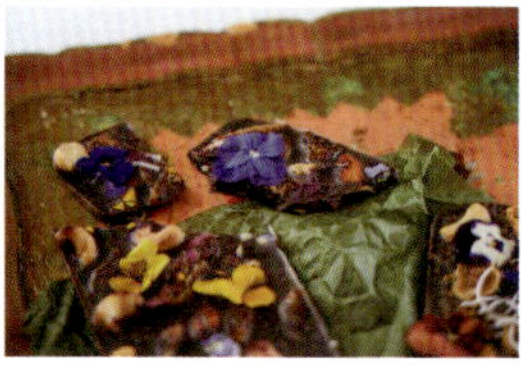
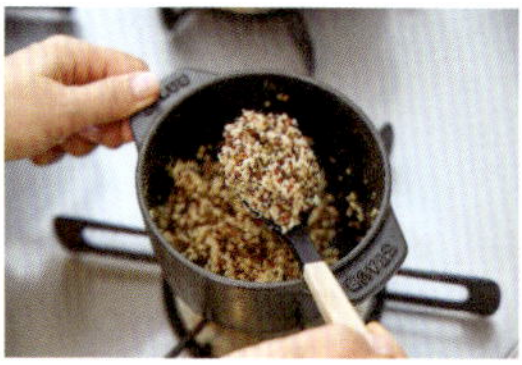
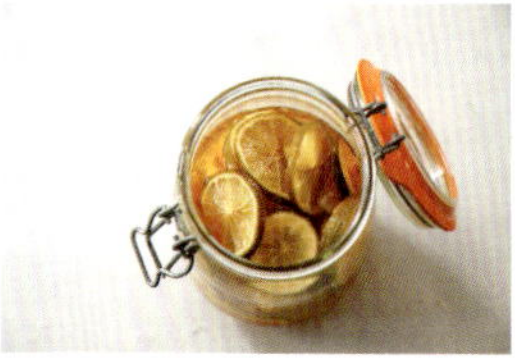

顔・体の写真を撮る

28Daysメソッドの初日と同じ条件で写真を撮って、見比べてみてください。

どんな変化がありましたか？
ここに気がついたことを書き記しましょう。

memo

行き詰まったとき、今感じている感覚を失ってしまいそうなとき、
この言葉をまた思い出してみてほしいです。

体を整える食事が普段の食事のベースになると、食生活が乱れたときに、
体が信号を発してくれます。

これからも自分の心と体の声を、しっかり聞いてみてください。
いつも体は私たちに必要なメッセージを送ってくれていますから。

DAY
28

自分の気持ちを書いてみよう

今の自分の状態、感じていること、うれしかったこと、
心残りなこと、なんでもいいので、自由に書いてみましょう。

Chao's 28 Days Method

Chapter 2

日々の
食養生レシピ
Chao's Daily Recipes

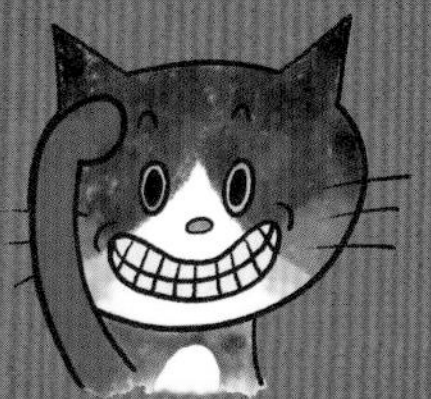

2カ月目からの食養生を長続きさせるコツ

28Daysメソッドが終わったからといって、元の食習慣に戻るわけではありません。

食養生は「イベント」ではなく「習慣」です。日々、淡々と繰り返していくだけです。

28日間が終わって2カ月目に入ると、以前の食事に戻りたくなる時期を経験する人が多いんです。ここで挫折してしまう人も正直多い。

体重が増えたり、甘いお菓子を食べてしまったりもあるでしょう。

それでいちいち落ち込むのではなく、失敗した経験を、生かせばいいのです。

自分の体の声を、しっかり聞くこと。

例えば、甘いものや小麦製品を食べると、便秘になったりする。

体が重くなった嫌な記憶を、ちゃんと覚えておいてほしいのです。

また、どうしても誘惑に引っ張られてしまう人は、一度自分の家の中を見直してみてください。

不思議なことに、食生活が乱れていると、家が散らかっていることが多いです。

これは、生活に「余白」がないから。

ギリギリの生活をまずは見直して、余裕を持つことを意識してみてください。

もう一度繰り返しますが、食養生はイベントではありません。

ずっとこれからも続く、習慣なのです。

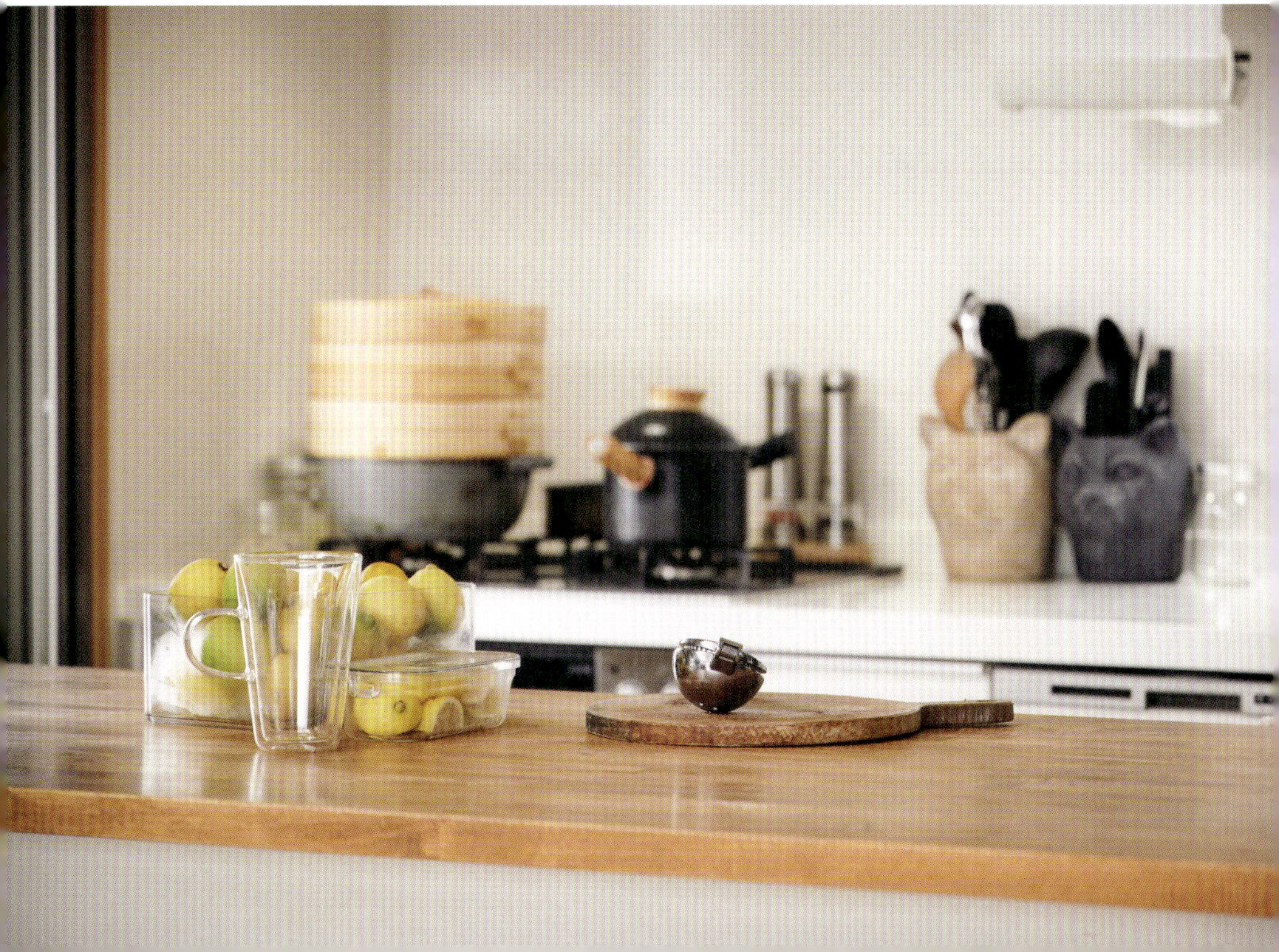

買い揃えると便利な道具

自宅で作る手料理が、何よりの薬になりますが、調理道具次第で料理の手軽さや幅が変わります。わたしが日々の食養生で使っている、あると便利な道具たちをここでは紹介します。

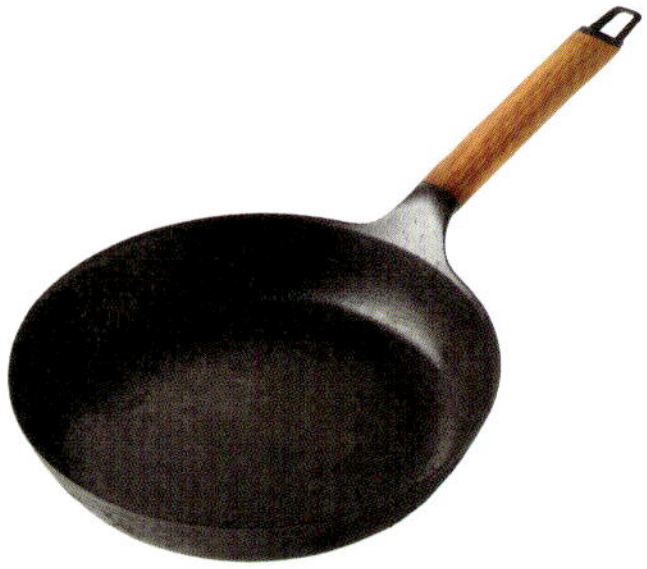

鉄のフライパン

「重くて使いづらいなぁ」と最初は思ったのですが、慣れてくるとお肉は驚くほどおいしく焼けるし、目玉焼きは絶品。何より、食事でなかなか補えない鉄分も、このフライパンを使えば摂れますよ。

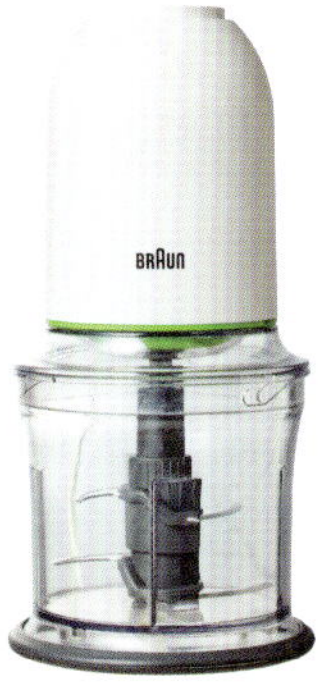

フードプロセッサー

これがあると料理のレパートリーが格段に増えます。ゴロゴロ野菜のスープをポタージュにリメイクしたり、大好きなナッツをバターにしたり、大量のみじん切りをするときに便利だったり……。料理上手になれますよ。

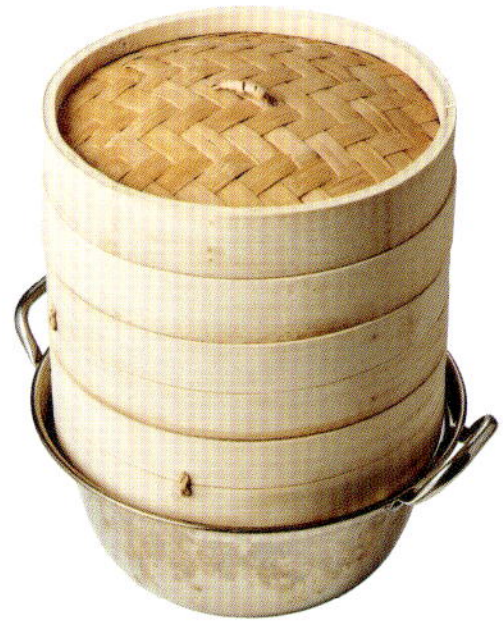

蒸し器

こんなに優秀な調理器具があるのだろうかと、感動するくらい毎日活用しています。朝忙しいときは、食べたい野菜、卵、肉、冷凍ごはんなどを入れて蒸せば、一気に調理できるので時短にもなります。

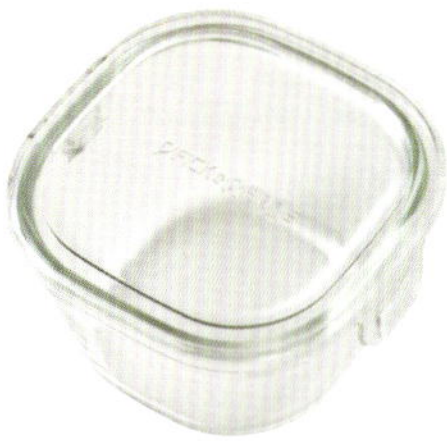

ガラス容器

以前は、プラスチック製の容器を使うことが多かったのですが、使っていくうちに劣化していくのが気になるところ。ガラス容器ならそのまま食卓に出しても映えるので、全てガラス容器に替えました。

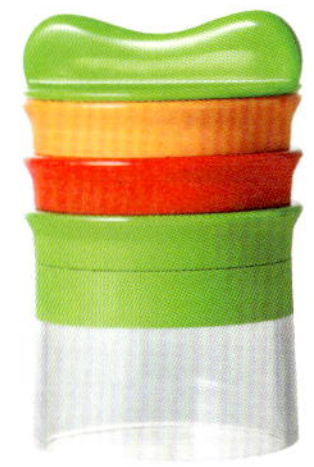

くるくるスライサー

にんじんや大根などの野菜を入れて、クルクル回すだけで、細長い野菜スライスができる便利グッズ。私はよくこれでズッキーニやビーツをクルクルして、麺の代わりにした野菜パスタを作っています。

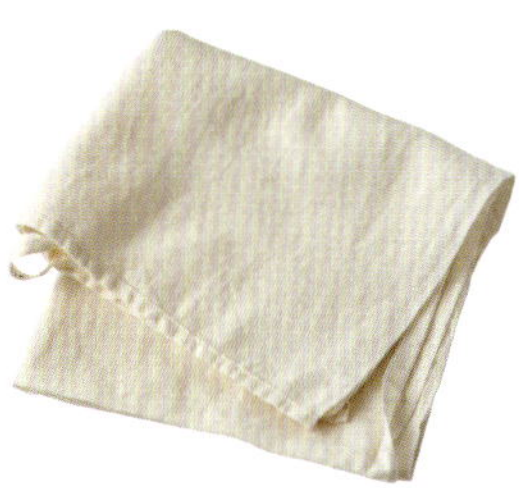

サラシ

蒸し器で使ったり、おだしを濾したり、野菜の水切りに使ったりと、何かと便利。少し湿らせてお野菜を包むと、保存袋代わりにもなります。

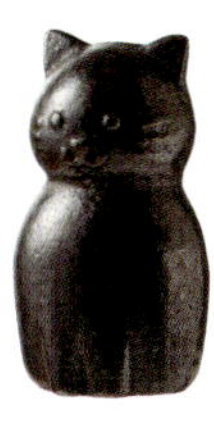

鉄玉子

これを入れて煮物をしたり、汁物を作ったり、お湯を沸かしたりすれば、気になる鉄分不足の解消になります。いろんな形の鉄玉子があるので、コレクションしてもいいかも。わたしは大好きな猫の形を使っています。

日々の食養生を支える厳選レシピ

「何を作ればいいかわからない」

「甘いものを食べたい欲が収まらない」。

そんなときに助けになるレシピを紹介します。

根がずぼらなわたしのレシピは「とにかく簡単」がモットー。

きっとあなたの「作りたい欲」を刺激してくれるはず。

毎日
レシピ

毎日レシピ

毎日でも作りたい、定番レシピ。栄養バランスの取れたレシピが、複雑な工程なしで簡単に作れます。自宅でできる絶品ベーコンから、小腹が空いたときにぴったりな夜食まで、一度食べるとやみつきになる厳選レシピたち。

もどき
レシピ

もどきレシピ

「お寿司が食べたい」「ラーメンが食べたい」。そんな誘惑が頭に浮かんだときは、「それっぽく仕上げた」このレシピに頼って。おもてなし料理にもぴったりなアイディアレシピから、麺がなくても大満足な担々麺もどき、さらに、大好きなお菓子も再現しました。

チート
レシピ

チートレシピ

甘いのに糖質ゼロ、しかも、味も大満足の夢のようなレシピたち。糖質は摂りたくないけれど、甘さに癒やされたいときに、これらのレシピを作ってみて。罪悪感なく食べられるスイーツなんて、そんなズルいこと、してもいいんです！

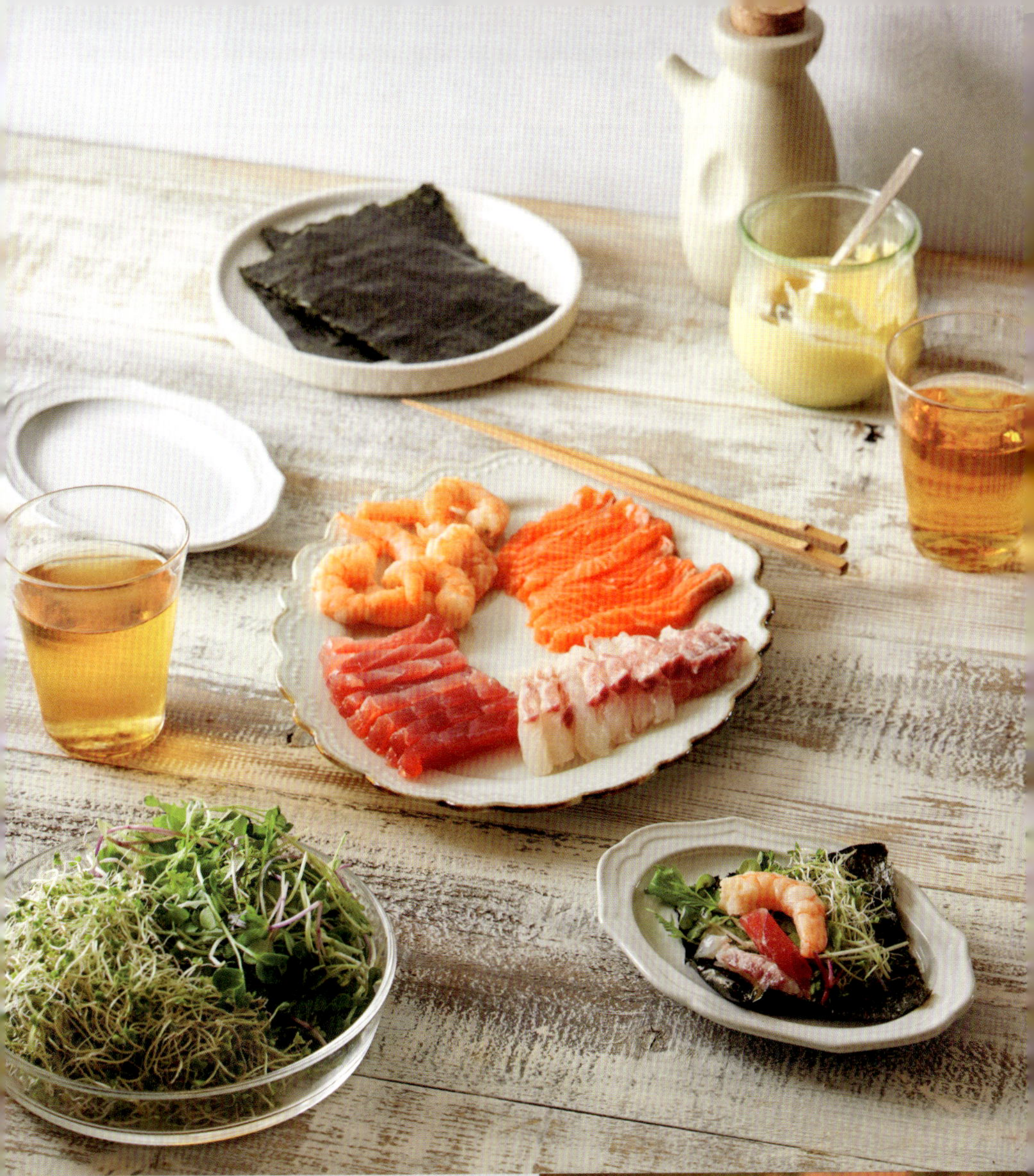

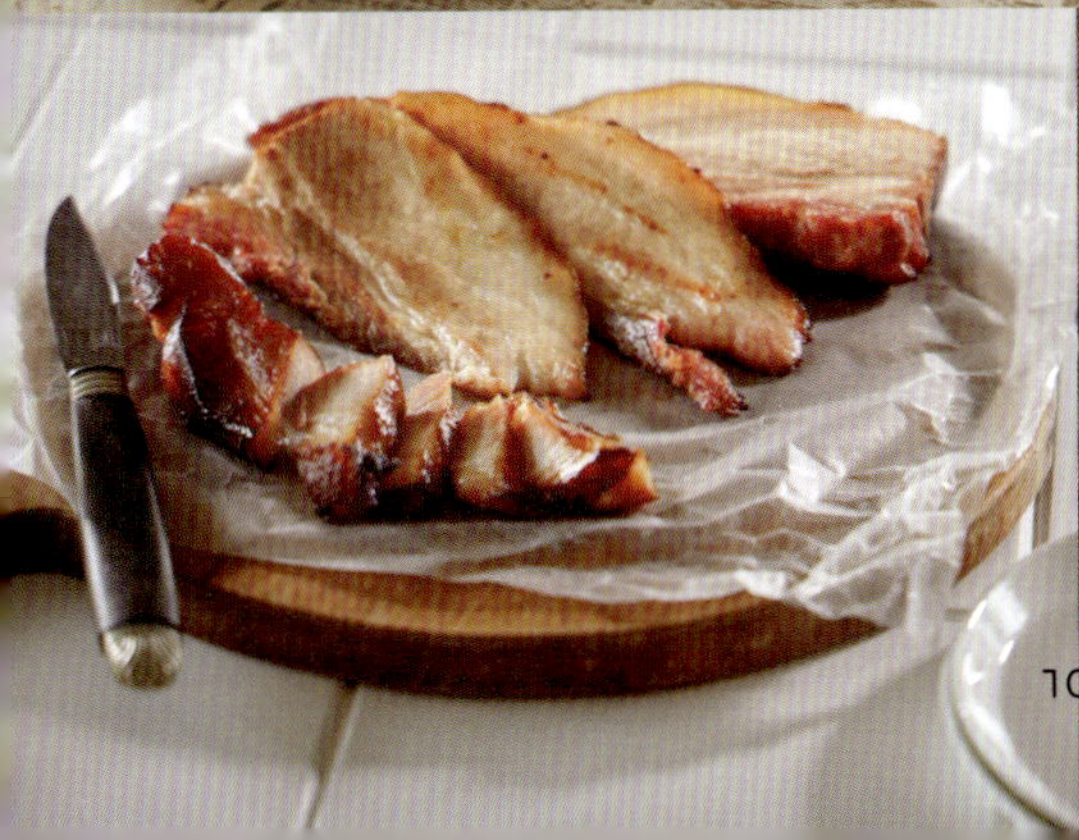

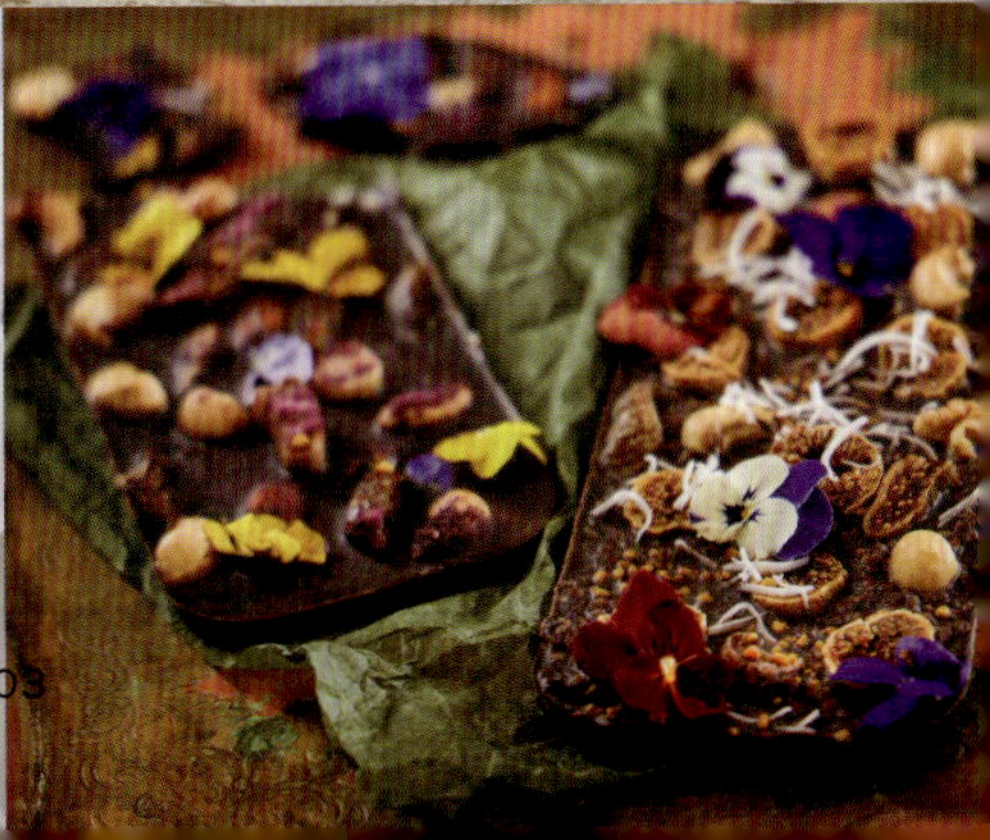

手作りベーコン

毎日
レシピ

[材料] ＞約４人分
豚バラ肉…１塊(約500g)
しょうゆ麹…適量(塩麹でも可)
紅茶葉…大さじ５

[作り方]

1 豚バラ肉にしょうゆ麹を塗って、ラップを巻いて冷蔵庫で３日置く。

2 1を冷蔵庫から取り出し、表面のしょうゆ麹を少し剝がす。

3 鉄板にオーブンシートを敷き、紅茶の葉を広げる。

4 3に網をのせて2の豚バラ肉を置く。

5 120℃に予熱したオーブンで90分焼く。

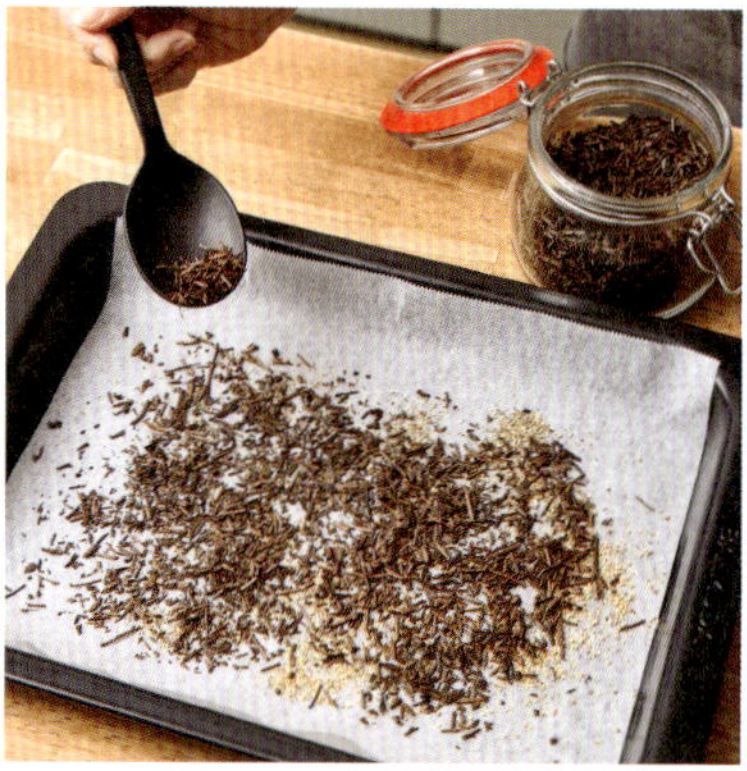

紅茶葉はダージリンやアールグレイなど、お好きなものを使ってOK。ハーブティーでも大丈夫。風邪が流行る季節は免疫をサポートするエキナセアがオススメ

塩分を控えつつ、おいしい手作りのベーコンができるなら、最高ですよね。

ベーコンは加工肉なので、私は市販品をほとんど手に取らなくなりました。加工肉には、おいしく見せたり保存性を高めたりするために、亜硝酸ナトリウムなどの発色剤や食品添加物が使われていることが多いからです。とはいえ、**豚肉には健康な体づくりに欠かせない、たんぱく質やビタミンB群が豊富。糖質や脂質の代謝に関わることもあり、疲労回復やストレス軽減に最適**です。私が作るベーコンは、塩味がそこまで強くありません。また、燻製とはちがい、低温のオーブンで調理するから、自宅で簡単にできますよ。常備しておく食品のレパートリーに入れてもらえたらうれしいです。冷蔵庫保存で約１週間持ちます。

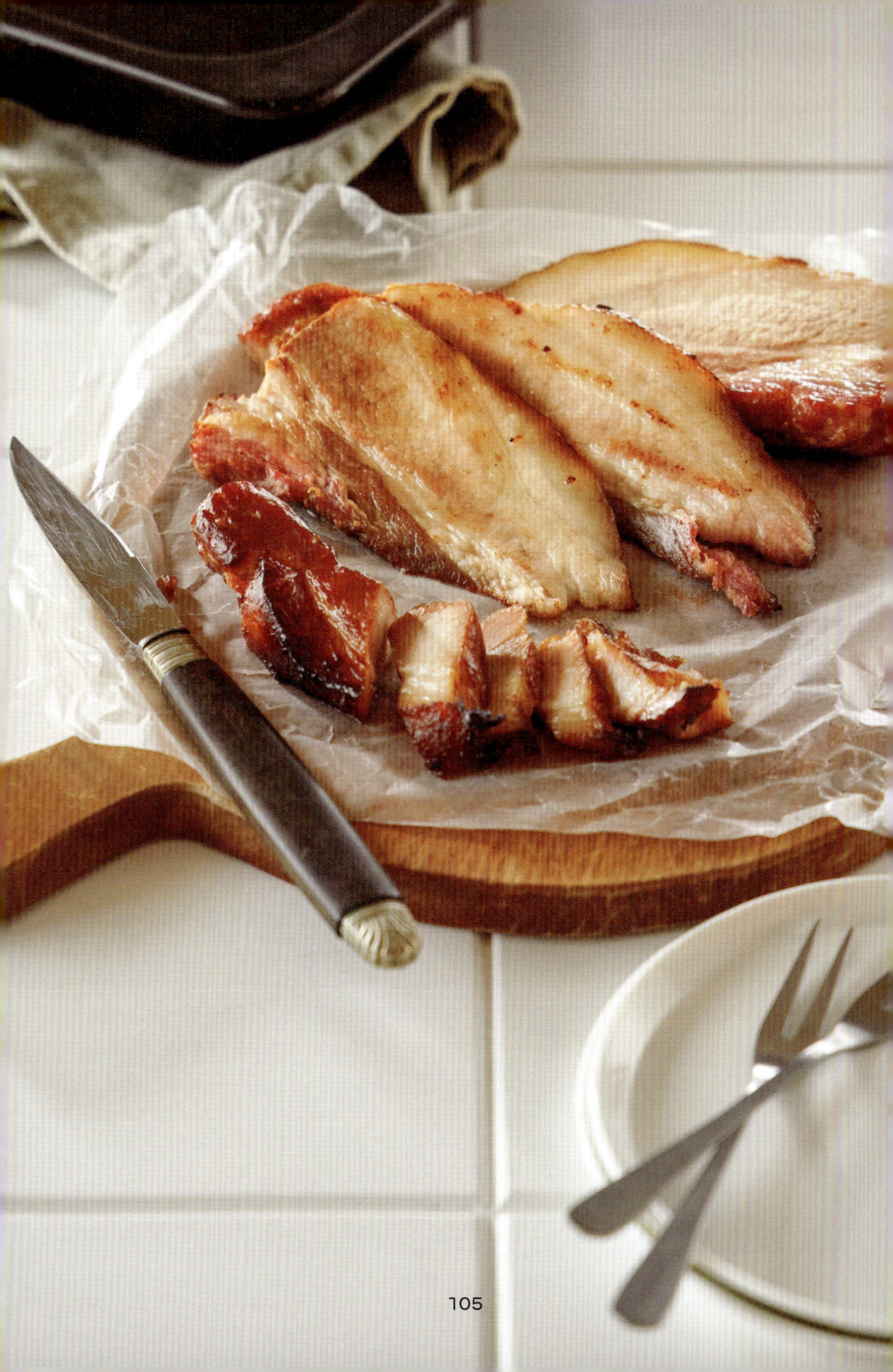

栄養爆弾がんもどき

毎日
レシピ

[材料] >約4人分
木綿豆腐…2丁
だし汁(昆布だし)…150mℓ
乾燥ひじき…20g(水で戻しておく)
にんじん…中1/2本
片栗粉…大さじ2
卵…1個
枝豆(さやから出して茹でたもの)
…大さじ3〜5
揚げ油(ココナッツオイル)…適量
しょうがじょうゆ…お好みで

昆布だしの作り方

[材料]
だし昆布…20g程度
干ししいたけ…2〜3個
水…1.5ℓ
[作り方]
だし昆布と干ししいたけをポットに入れ、ミネラルウォーターもしくは水道水を注ぎ、3時間以上(できれば一晩)漬ける

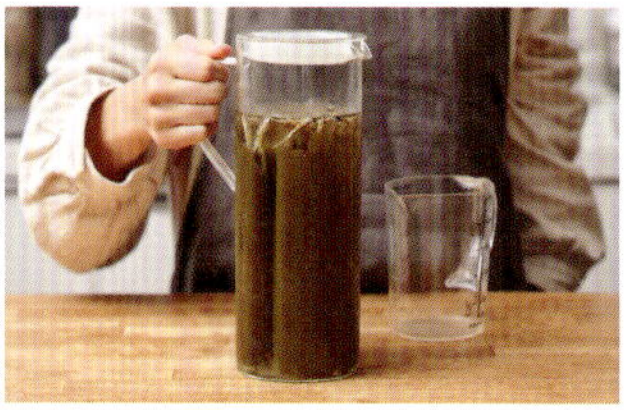

自宅で簡単に作れるので、用意しておくといろんな料理に活用できる

[作り方]

1 豆腐はキッチンペーパーに包み、皿などで重しをして、半日くらいかけてしっかり水切りしておく。

2 鍋にだし汁を入れて中火にかけ、ひじきとせん切りにしたにんじんを入れて7〜8分程度煮る。

3 豆腐をザルなどで濾しながらボウルに入れ、片栗粉、卵、**2**、枝豆を加えてよく混ぜる。

4 鍋に油を入れ170℃に熱し、スプーンで**3**を団子状にまとめながら入れ、きつね色になるまで揚げる。

5 器に盛り、お好みでしょうがじょうゆをかける。

片栗粉を入れた、サクッとした食感のがんもどきができました。実はこのレシピはお弁当のおかずを考えていたときにひらめきました。お弁当だと入るおかずが限られてくるから、なかなか栄養バランスを取るのが難しいんです。**がんもどきならお弁当にも入れやすく、いろんな野菜や海藻を具材に入れれば、栄養もバランスよく摂れて一石二鳥!** お弁当にひじきを入れると、汁がこぼれちゃう問題もこれで解決です。ヘルシーでボリュームもある栄養満点のがんもどき、ぜひ作ってみてね。具材はお好きなものでアレンジできます。揚げたてはサックサクですし、冷めてもリベイクすれば食感が戻りますよ。

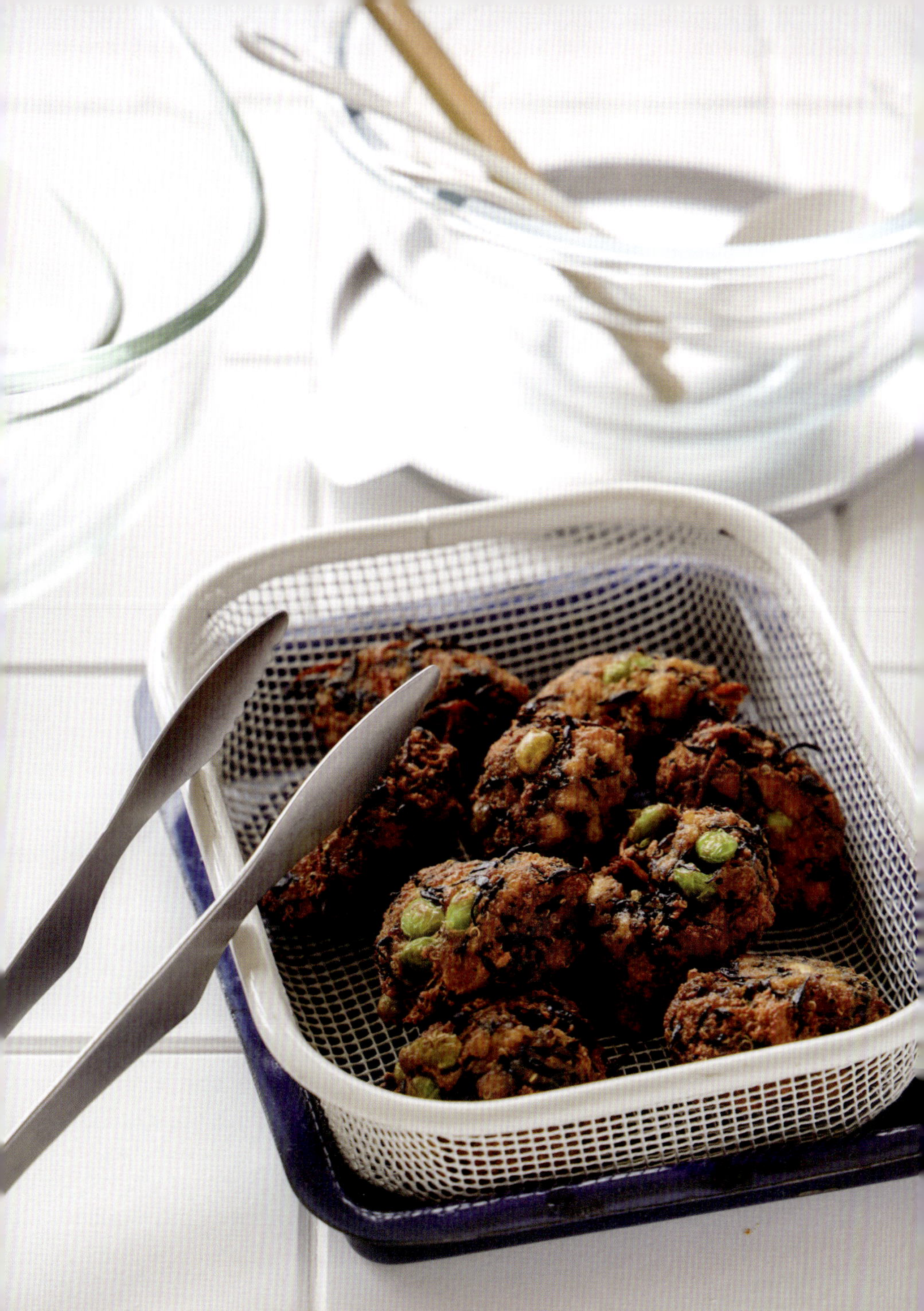

生ピーマンとしいたけパテ

毎日
レシピ

[材料] >2人分
ピーマン…大4個
しいたけ…4個
しょうゆ…少々
牛ひき肉…250g
油…適量
ケイジャンスパイス…小さじ1

[作り方]

1 ピーマンは洗って縦半分に切り、わたと種を取る。

2 しいたけはみじん切りにして、しょうゆをふりかけ少しもむ。牛ひき肉と混ぜ合わせる。

3 フライパンに油を中火で熱し、**2**を炒め、仕上げにケイジャンスパイスで味付けをする。

4 器に**3**を盛り、ピーマンに詰める。

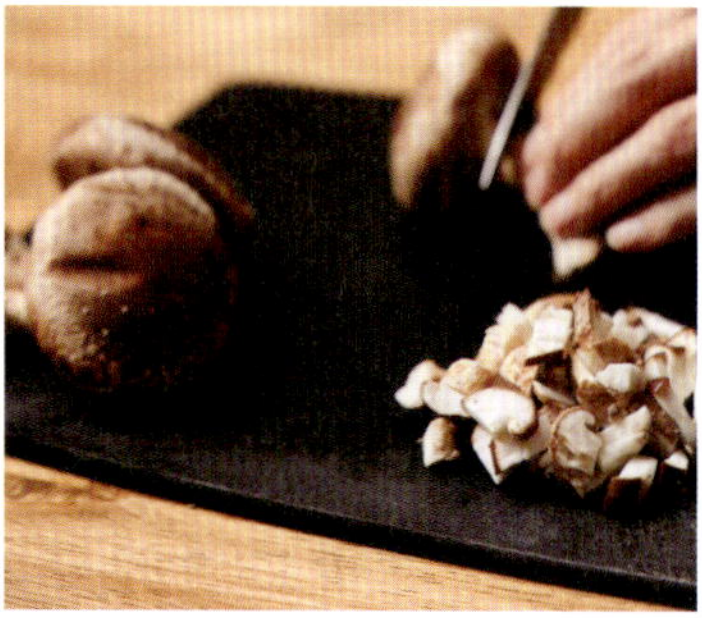

しいたけのみじん切りはお肉と食感が似ているので、ローフードではひき肉代わりに使うこともある。牛ひき肉の代わりにナッツ類を砕いたものを入れてもOK

ピーマンを生で食べたことはありますか? わたし自身、炒めて食べるものだと思い込んでいたのですが、これを食べてから、ピーマンは断然生! になりました。ピーマンにはビタミンC、β-カロテン、食物繊維といった栄養素が豊富に含まれていて、抗酸化作用が高く、美肌効果も期待できます。**生で食べれば、これらの栄養素を逃さず摂取できちゃいます。**また、このレシピでお子さんが、今まで嫌いだったピーマンやしいたけを、食べられるようになったという報告をたくさんもらいました。新鮮な生のピーマンはえぐみが少ないですし、しいたけはみじん切りにしてひき肉に混ぜるとお肉みたいなんです。子ども向けに作るときは、ケイジャンスパイスの代わりにケチャップを使うといいですよ。

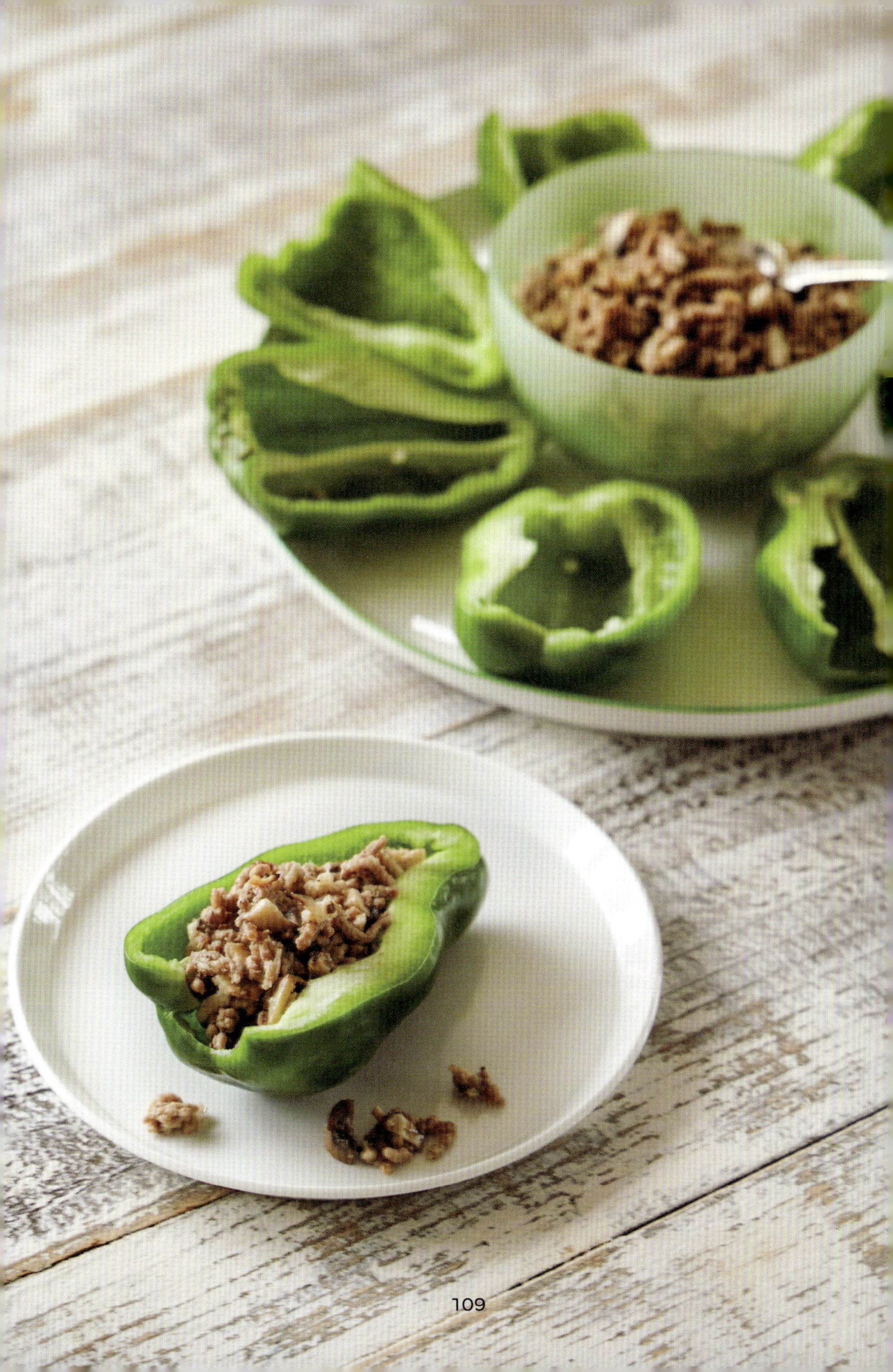

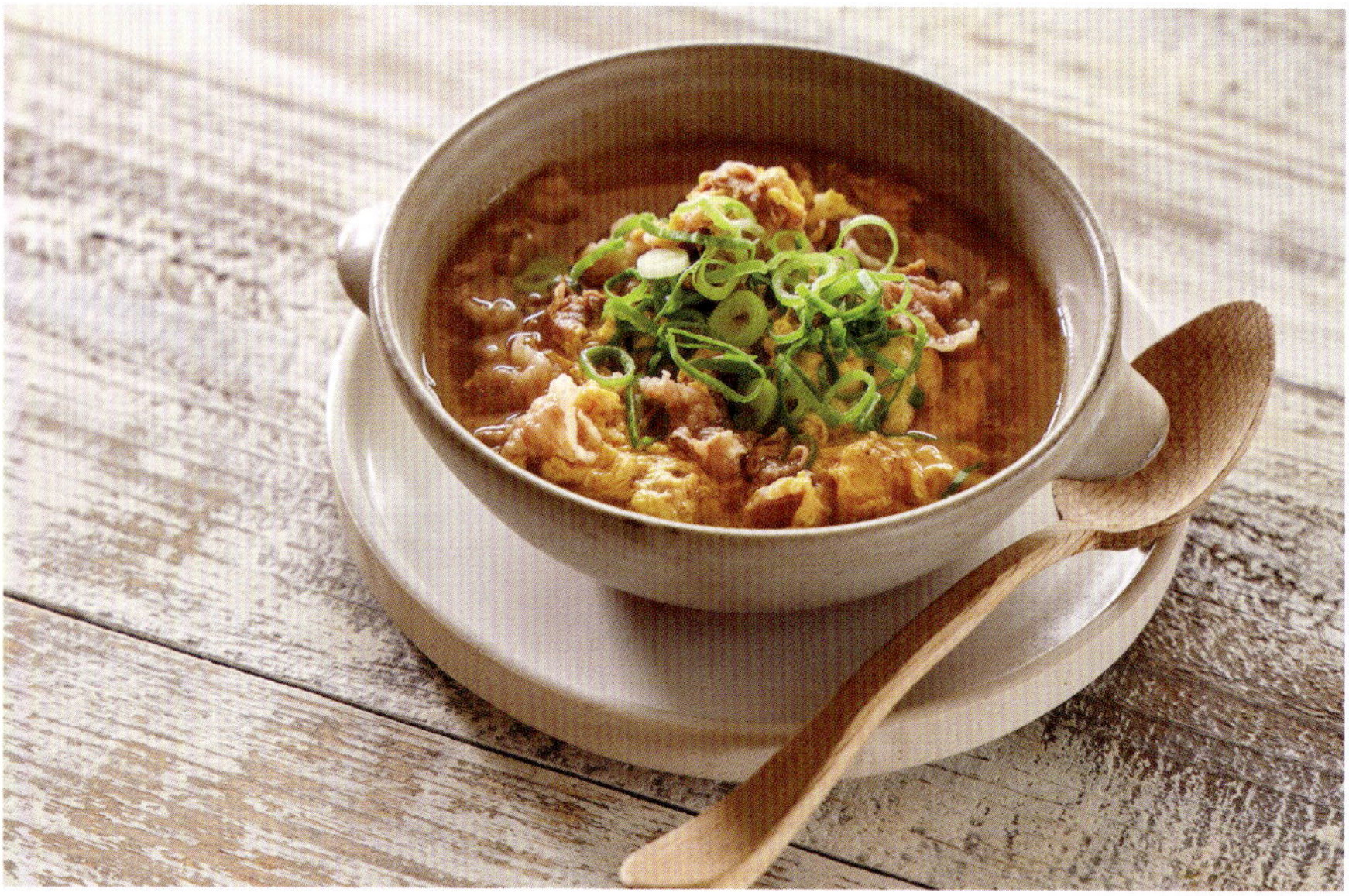

肉すい

毎日レシピ

[材料] >2人分

★
- だし汁…800mℓ
- しょうゆ…小さじ1
- みりん…小さじ1
- 酒…小さじ1
- 塩…小さじ1
- メープルシロップ…大さじ2
- 牛こま切れ肉…150g

卵…2個
青ねぎ(小口切り)…少々

[作り方]

1 鍋に★の材料を入れ中火にかけ、アクを取りながら肉に火が通るまで煮込む。

2 溶き卵を入れ、軽く混ぜて火を止める。

3 器に盛り、青ねぎをトッピングする。

小腹が空いたとき、以前なら甘いものを食べていたのですが、**実は空腹を感じるときって、たんぱく質が足りてないことが多いんです。**なので、わたしは肉すいを作って食べています。「うどんが入ってない肉うどん」みたいな感じのメニューです。温かいだし汁に、牛肉と溶き卵が入っているだけとシンプルですが、心とお腹を満たしてくれるから、夜食などにぴったり。昆布だしはもちろん、だし粉を使うとより味にパンチが出ます。

毎日
レシピ

のりの佃煮

[材料] >作りやすい分量
焼きのり … 3枚(アオサでも可)
しょうゆ麹 … 大さじ3
水 … 約150mℓ
みりん … お好みで(なくてもよい)

[作り方]
材料を全て鍋に入れ、弱火にかけトロトロになるまでじっくり煮詰める。

わたしはのりの佃煮が大好きで、よく手作りしています。のりって本当にすごいんです。のりに含まれる食物繊維は、野菜とは違いとてもやわらかいので、**胃や腸壁を傷つけることがなく、穏やかな整腸作用が期待できます。**また、のりに含まれるビタミンCは熱に強いので、加熱調理しても壊れません。ビタミンB_1・B_2も、豚肉に負けないくらい豊富なんですよ。日本人だからこそ、享受できる海のめぐみ。ごはんにかけて召し上がれ。

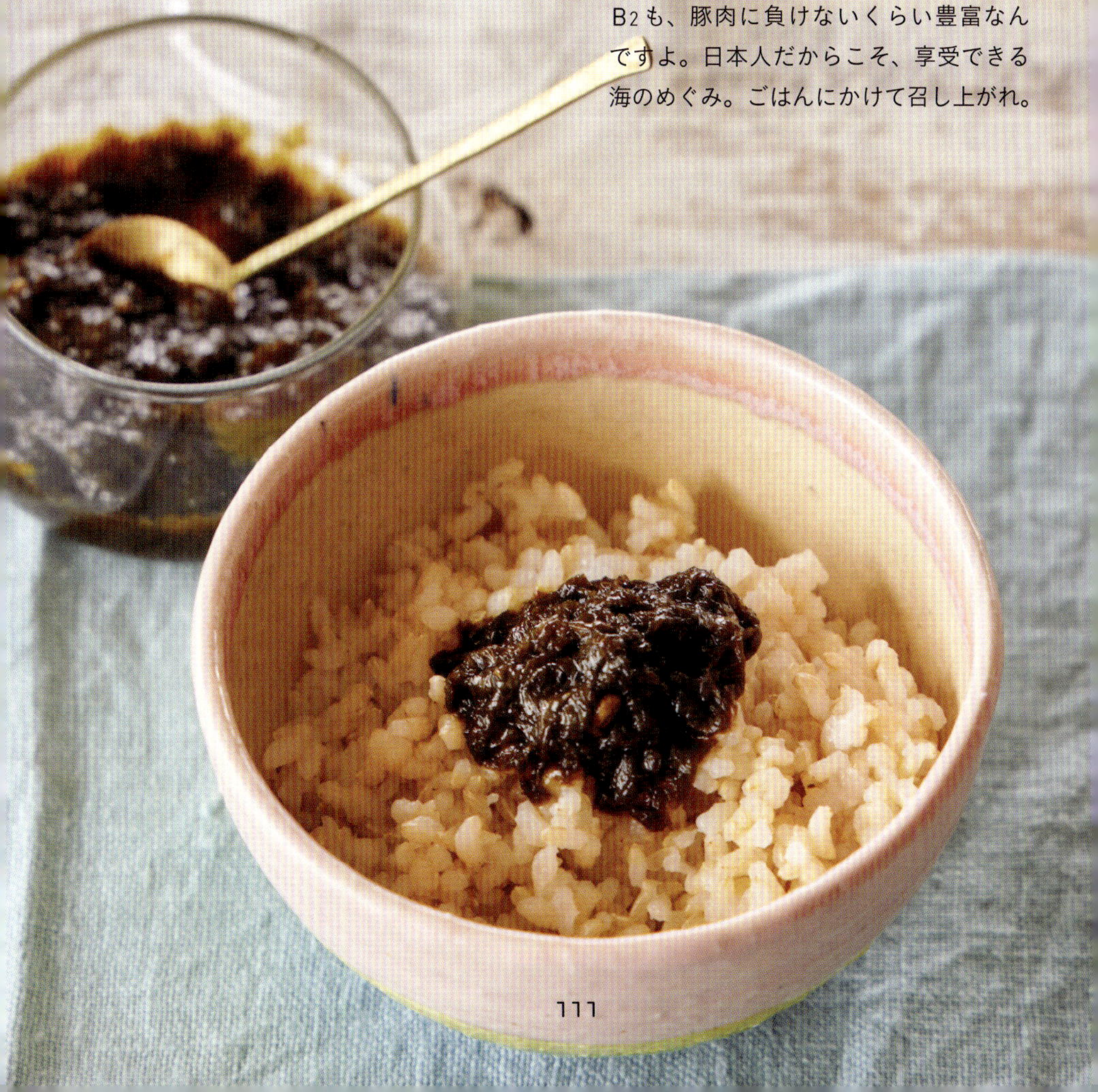

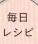

れんこん唐揚げ

毎日
レシピ

[材料] >約4人分
れんこん…300g
塩…小さじ1/3
片栗粉…大さじ2
揚げ油(ココナッツオイル)…適量

[作り方]

1 れんこんは約5㎝幅に切り、縦に約1㎝の厚さに切る。さらに繊維に沿って食べやすいサイズの棒状に切る。

2 ビニール袋に1と塩を入れて振り、5分程度なじませる。片栗粉を加え、振ってれんこんにまぶす。

3 鍋に油を入れ170℃に熱し、2を入れて軽くこげ目がつくまで揚げる。

4 器に盛り、お好みで塩(分量外)をふりかける。

れんこんは**薬膳の食材としてもよく使われる、秋口からの養生でオススメの野菜**です。抗酸化物質のタンニンが豊富で、抗炎症作用や免疫機能向上の効果が期待できるので、風邪をひきやすい季節にぴったり。喉の痛みを抑えるのにもいいといわれています。さらに食物繊維やビタミンCも入っていて、美容効果も抜群なんですよ。カラッと揚げたれんこんは、一口食べるとやめられないおいしさ。毎日のおかずはもちろん、お酒のおつまみにもぴったり。ココナッツオイルで揚げるとベタベタせずに、ふんわりと仕上がるから、揚げ物が苦手な人でもサクサクいけちゃいます。

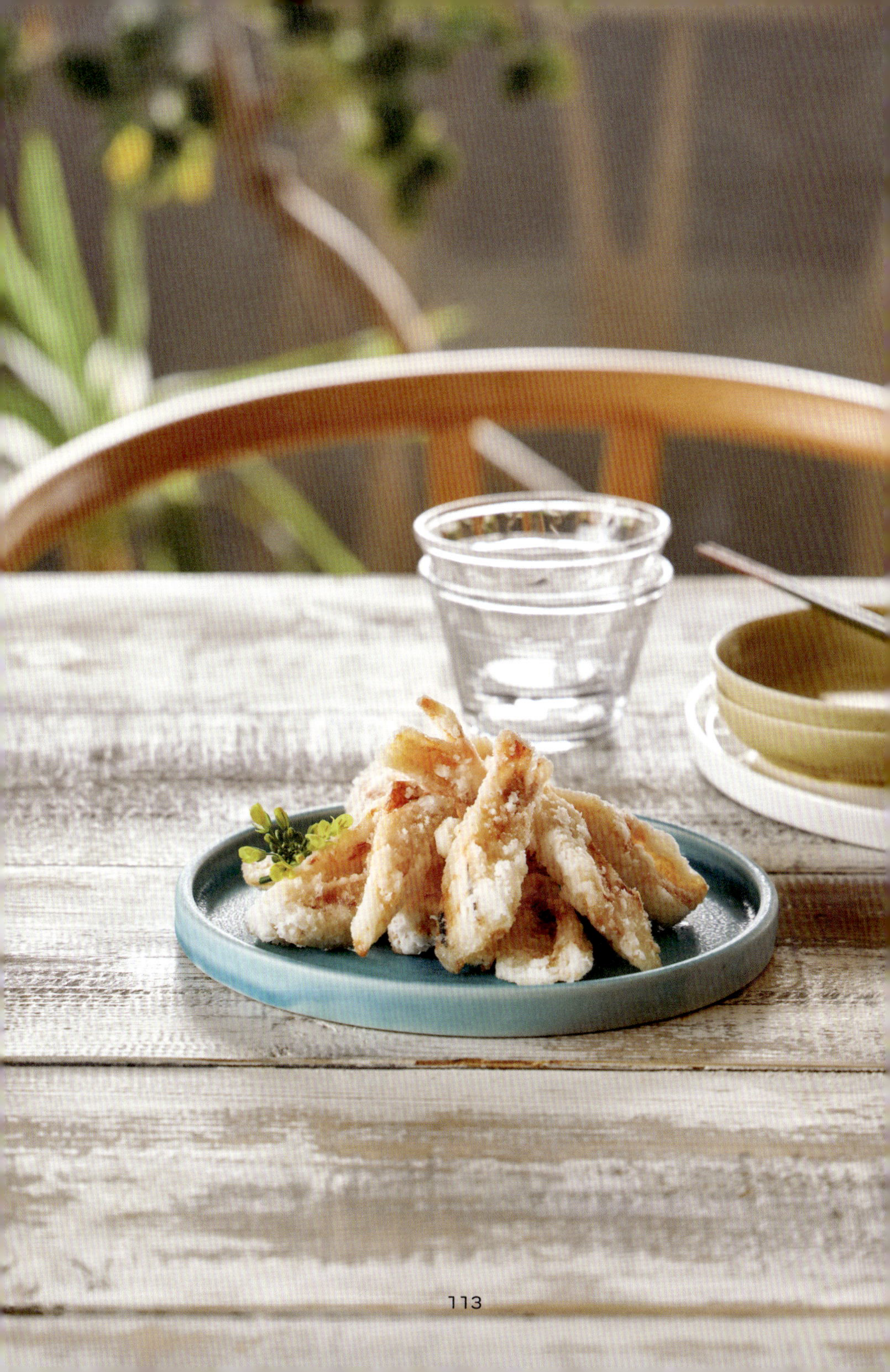

スプラウト寿司

もどきレシピ

[材料] >作りやすい分量
スプラウト … お好みで
マイクロリーフ … お好みで
お好きな刺身
(写真はたい、まぐろ、サーモン、えび)
… お好みで
焼きのり … お好みで
しょうゆ … お好みで
マヨネーズ … お好みで

[作り方]

1 焼きのりにスプラウトやマイクロリーフを盛り、お好きな刺身をのせて巻く。

2 しょうゆやマヨネーズなどをつけて食べる。

友人を自宅に招いたときのおもてなし料理に好評なのが、「スプラウト寿司」。お寿司はおいしいけれど、ついお米を食べすぎてしまいますよね。だから、**お米の代わりに自宅で栽培したスプラウトを使いました。**わたしが初めてスプラウトを育てたのは、ハワイ島でローフードを勉強したとき。種が一日一日変化して、どんどん大きくなって、瓶の中がパンパンになっていく様子が、とても愛おしく感じました。この小さな芽には、これから野菜として大きくなるための栄養素がぎっしり。水と太陽があればスプラウトが自宅で育てられるって、とってもすごくないですか? スプラウト寿司に使うネタはなんでもOK。お米がなくても大満足の食感ですよ。

HOW TO

ブロッコリースプラウト・アルファルファを育てる

[準備するもの]
種子
スプラウト栽培用の容器
(瓶の入り口に網をはったものでも代用できる)

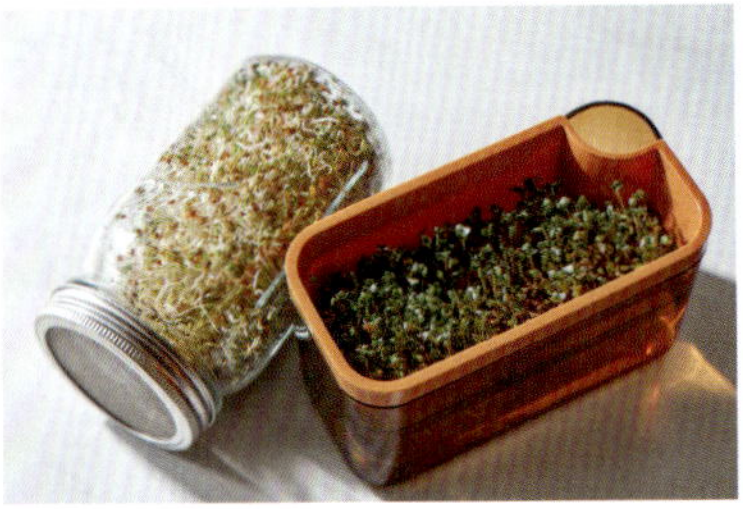

1 種子を一晩浸水させる。

2 1を種同士が重ならないように容器の底、側面につける。

3 暗い場所に置いて発芽させる。種子がしっとり濡れるまで霧吹きなどで水を与え、培地が乾かないように注意する。

4 茎が5〜6㎝ほど伸びたら、日当たりのよい場所に移す。直射日光は避け、レースカーテン越しの窓際などに置く。

5 毎日水を与え、こまめに水替えをする。緑化し、葉が開いたら収穫する。

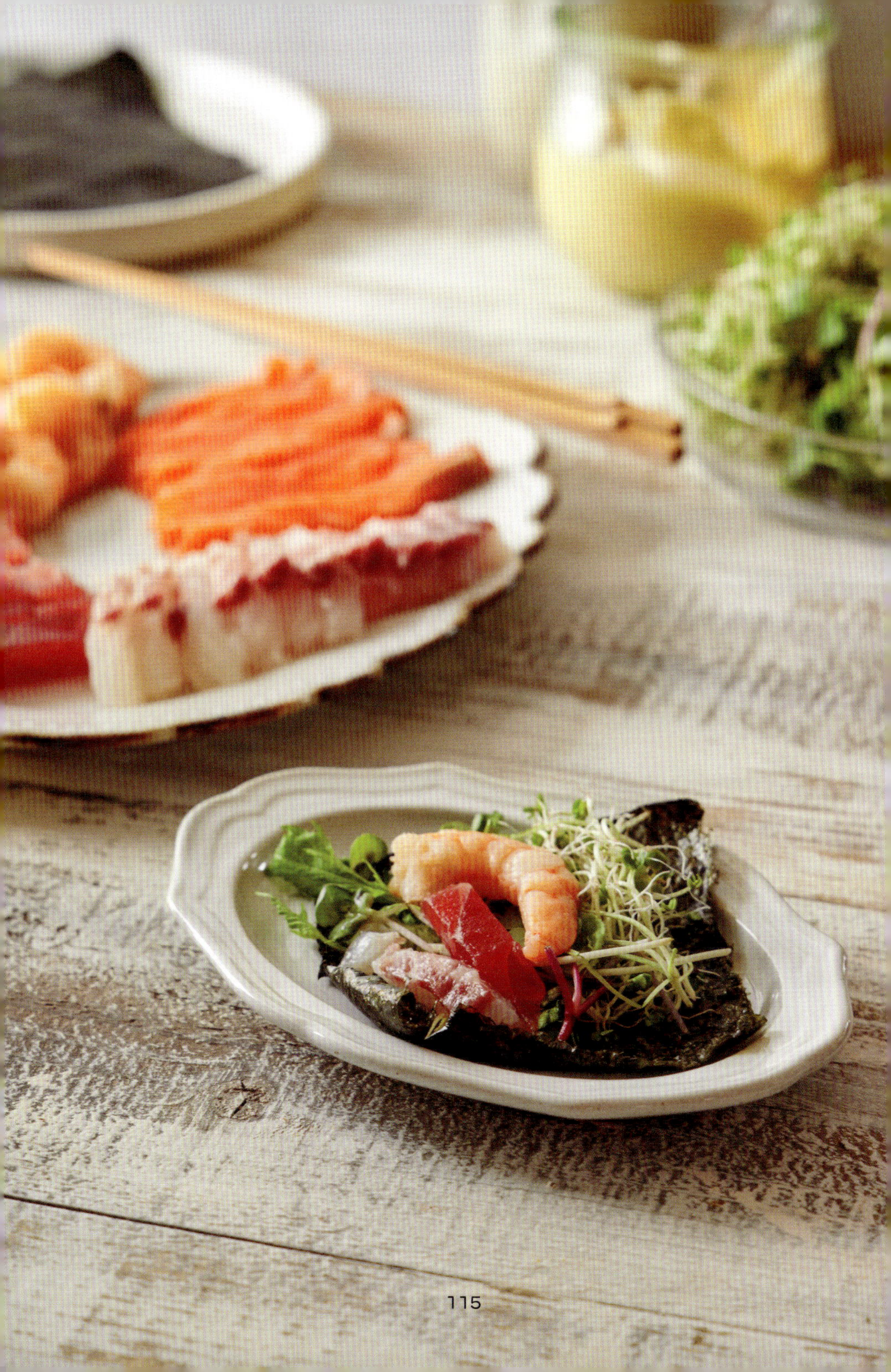

麺なし担々麺

もどき
レシピ

[材料] >1人分
小ねぎ…1/2本
にんじん…1/2本
ごま油…適量
豚ひき肉…100g
豆板醤…小さじ1/2
メープルシロップ…お好みで
もやし…1袋(約200g)
★
水…2カップ
にんにく(すりおろし)…小さじ1
しょうが(すりおろし)…小さじ1
しょうゆ…小さじ1
お好みの甘味…小さじ1
鶏がらスープ…小さじ1
みそ…小さじ2
いりごま…お好みで
糸とうがらし…お好みで
ギー…お好みで

[作り方]

1 小ねぎは小口切り、にんじんは細切りにしておく。

2 鍋にごま油を熱し、豚ひき肉と豆板醤、メープルシロップを入れ中火で炒める。

3 別の鍋に★の材料を全て入れて火にかけ、1ともやしを加えて煮る。

4 3の材料が全てしんなりして火が通ったら器に入れ、2を盛り付ける。

5 いりごま、糸とうがらし、ギーをお好みでちらす。

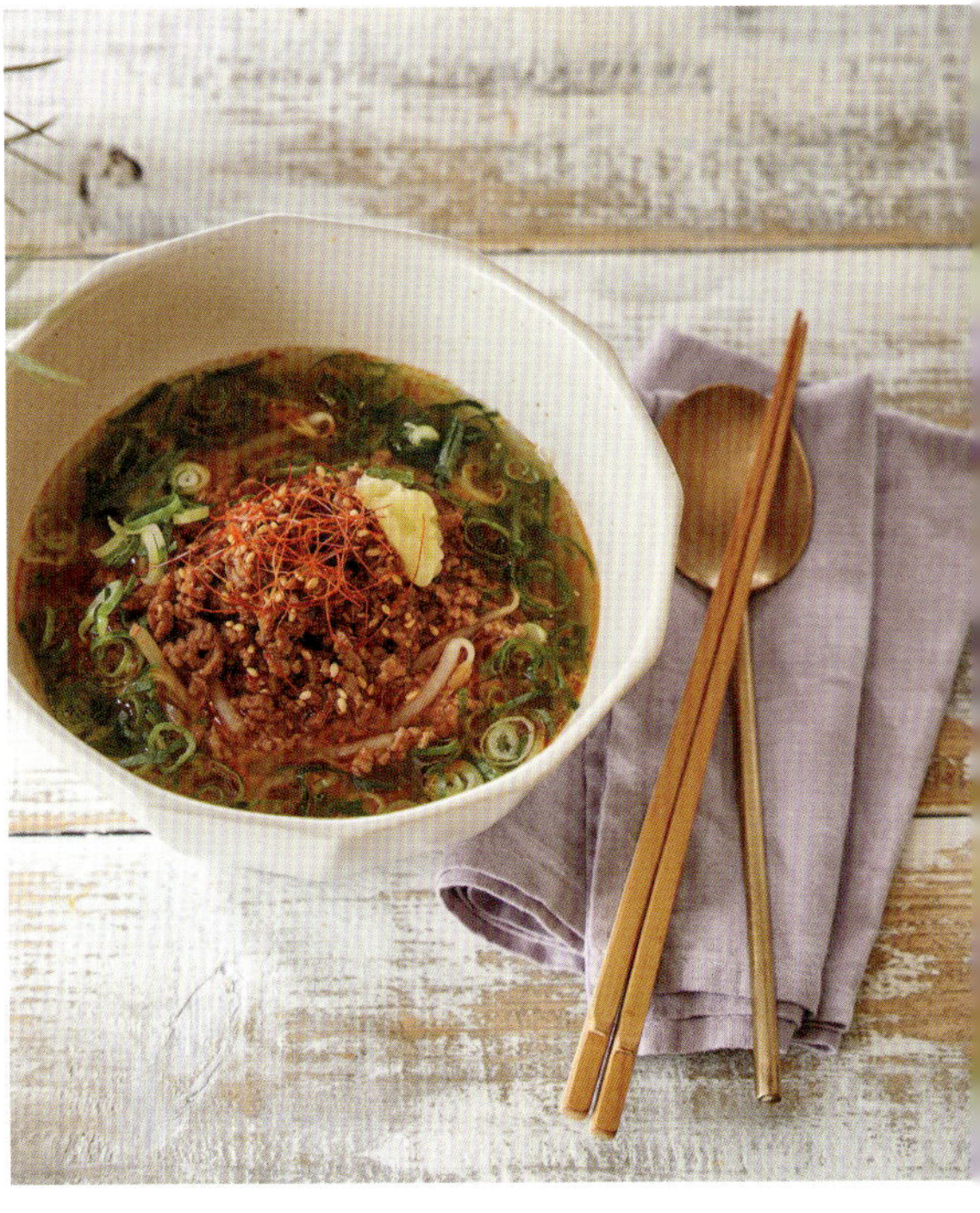

28Daysメソッドでは小麦粉を断つので、麺が食べられなくなります。どうしてもラーメンのようなものが食べたくなったときは、もやしを麺に見立てた、がつんと味が濃い麺なし担々麺はいかが? もやしは水分が多いので栄養がないと思われがちですが、**実はカリウムやビタミンB、食物繊維などが豊富なんです。**わたしは最後にギーをトッピングして食べるのが好きです。

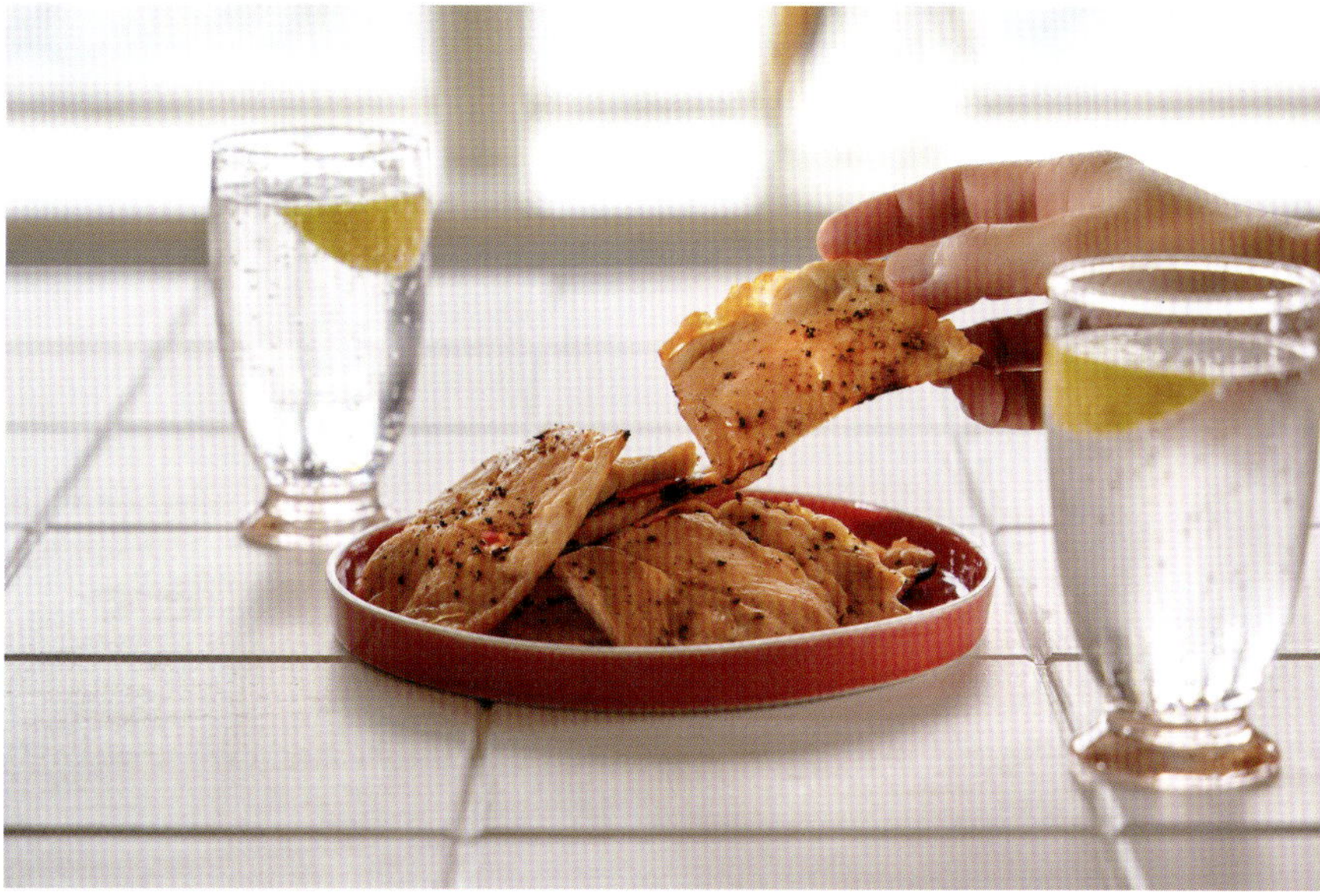

もどき
レシピ

ささみジャーキー

たまにはお酒もいいけれど、おつまみのジャンクフードにもつい手を伸ばしがちですよね。でも、**ちょっとの工夫で自宅で栄養満点のおつまみが作れます。**それが、たんぱく質お化けのささみジャーキー！　ソフトなスルメのような噛みごたえがあるから、しっかり噛むことによる恩恵も受け取れますよ。オーブンの代わりに電子レンジ600Wで3分ほど加熱すると、チップスとしても楽しめます。

［材料］＞作りやすい分量
鶏ささみ … 5本
塩 … お好みで
こしょう … お好みで

［作り方］

1 ささみは筋があれば取り除き、一口大に切る。

2 クッキングシートを2枚用意し、1枚の上に**1**を並べ、もう1枚を上から被せる。

3 上から棒でトントン叩いて、5㎜程度の薄さになるまで潰す。上のシートを取り、塩・こしょうをふる。

4 230℃に予熱したオーブンに入れ、15分焼く。

発酵ヌテラ

もどき
レシピ

[材料] >作りやすい分量
米麹…100g
カカオパウダー…10g
水…100㎖
カシューナッツ…100g
塩…少々

[作り方]
1 ヨーグルトメーカーに米麹、カカオパウダー、水を入れて混ぜ、58℃で8時間発酵させる。

2 カシューナッツをフードプロセッサーに入れ、バター状になるまでしっかり攪拌する。塩を加え、好みの味に調節する。

3 発酵した1に2を加え、ハンドミキサーでなめらかになるまで攪拌する。

発酵チョコレートをよく作るのですが、「カシューバターも混ぜたらヌテラっぽくなるのでは?」と思いついて作ったレシピです。罪悪感なしで楽しめる、ちょっとしたおやつができちゃいました。カシューナッツにギュッと詰まったビタミン類やミネラルを補給できるうえ、**発酵させているから、腸内環境も整えてくれますよ。**市販の玄米トーストに塗って食べるのがわたしの定番です。

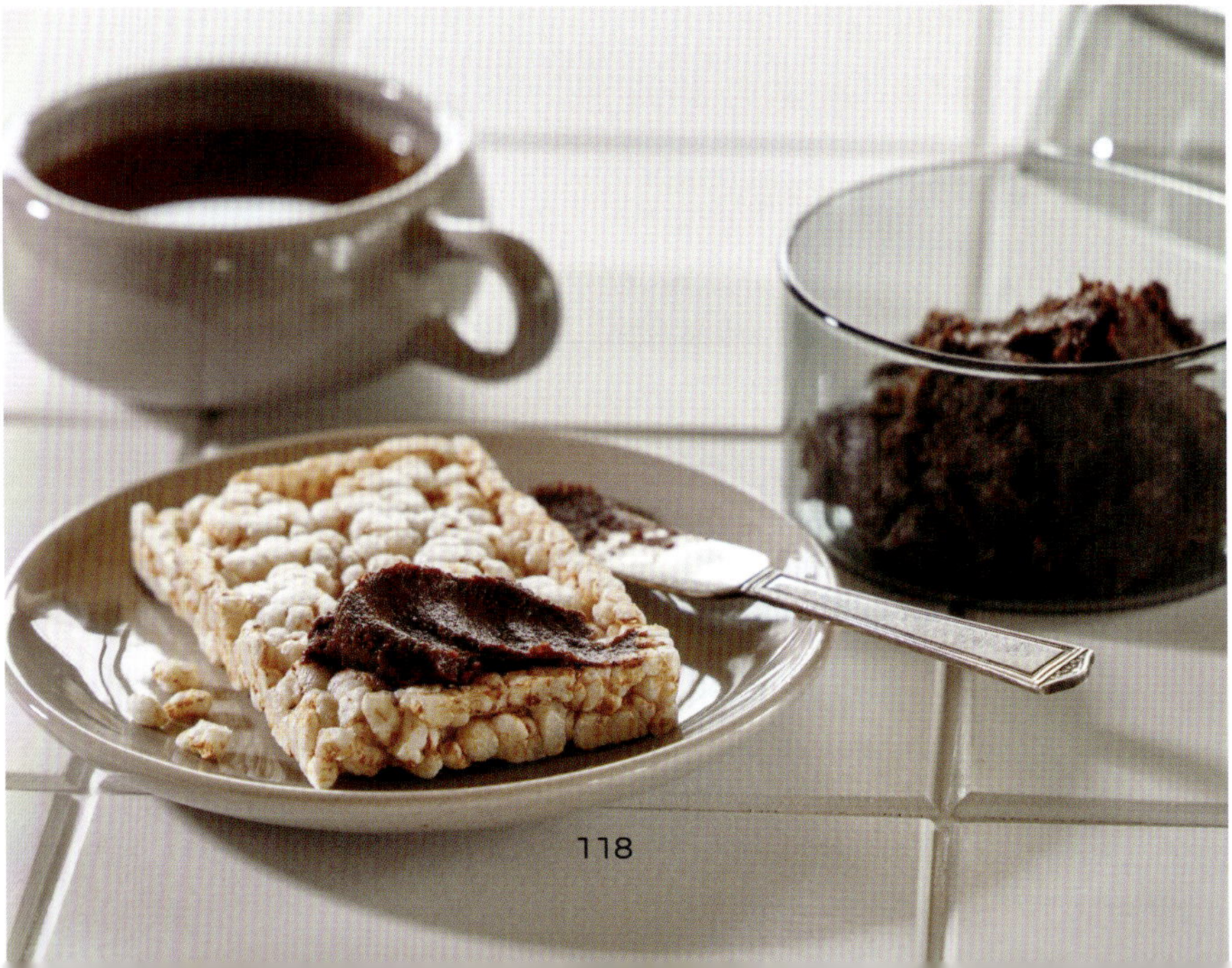

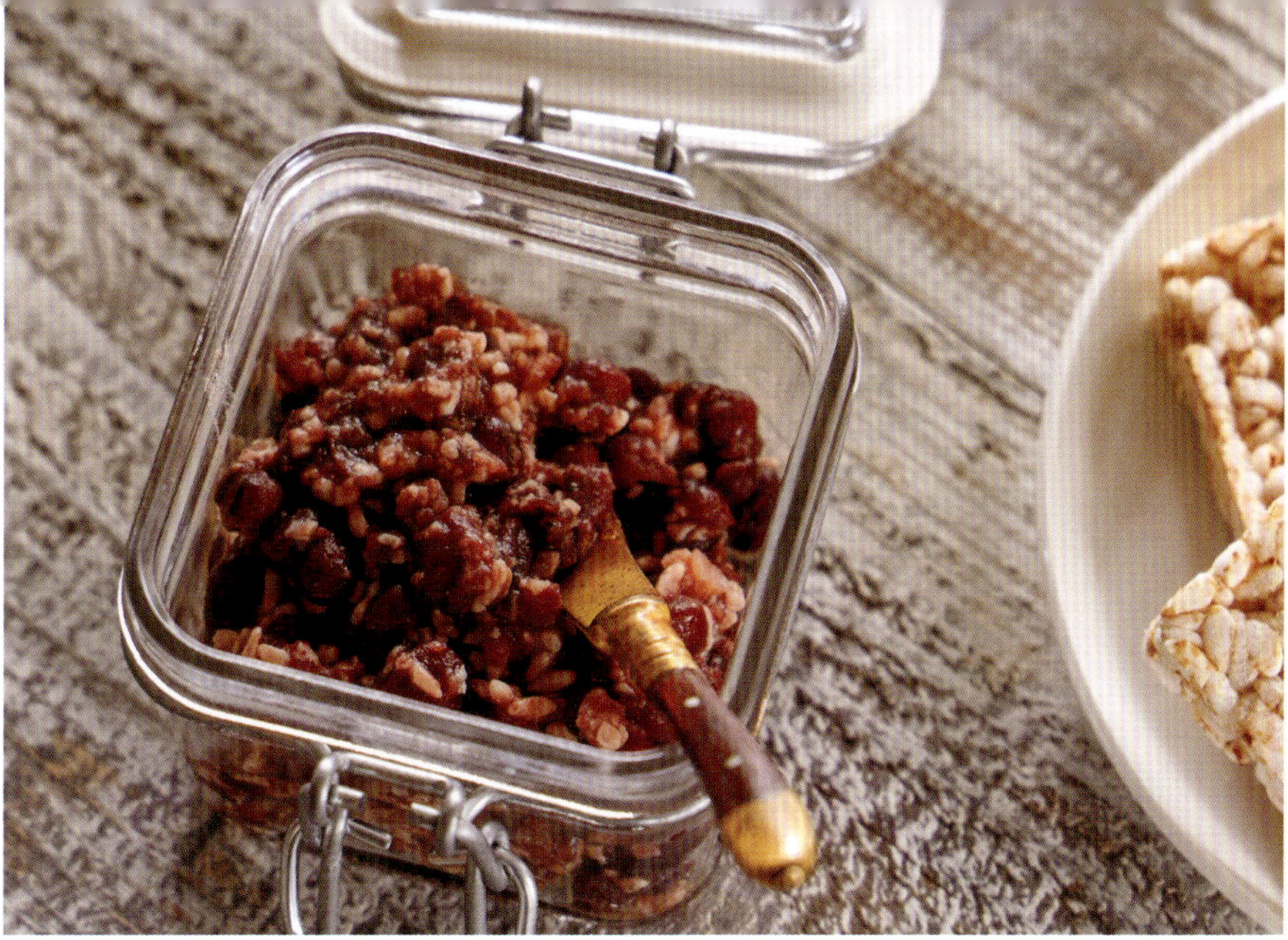

もどき
レシピ

発酵あんこ

［材料］ >作りやすい分量
あずき … 100g
米麹 … 100g
水 … 約100㎖
天然塩 … 少々

砂糖を使わないあんこを、かれこれ10年ほど前から作ってきました。それくらい、わたしにとってお気に入りのレシピ。なんてったって**あずきは、アンチエイジングのほか、便秘やむくみの解消、貧血予防、血圧の安定などの効果が期待できる食材**だから、女性にとって強い味方。さらに、この発酵あんこは、自然な甘みが楽しめるのに太りにくいんです。

［作り方］

1 あずきを指で潰れるくらいのやわらかさになるまで茹でる（茹で方は、あずきの袋に書いてある説明を参照）。

2 1のあずきが60℃以下まで冷めたら、米麹と水を入れて混ぜる。

3 炊飯器に2を入れて保温にし、蓋を閉めずに濡れふきんを被せて約8時間放置する（ヨーグルトメーカーを使う場合は58℃で8時間）。

4 出来上がったら、お好みで天然塩を入れる。

恋するショコラ

チート
レシピ

［材料］＞作りやすい分量

ベース

カカオバター（Raw）… 1カップ

カカオパウダー（Raw）… 1/2カップ

アガベシロップ（Raw）… 大さじ3

岩塩 … 少々

※材料はRawではないものでも同じレシピで作れる。甘味はメープルシロップでもよい

トッピング

ナッツ、ドライフルーツ、
　エディブルフラワー（食べられる花）… お好みで

［作り方］

1　カカオバターを湯煎して溶かす。

2　1にカカオパウダーとアガベシロップを少しずつ混ぜていく。岩塩を入れてさらに混ぜる。

3　2をチョコレート型に流し入れ、好きな具材をトッピングする。

4　冷蔵庫に入れて冷やし、固まれば完成。

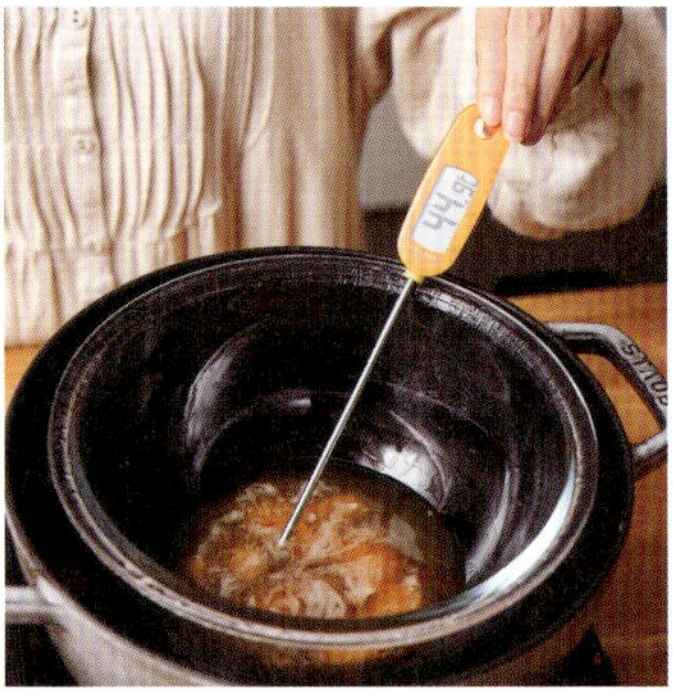

Rawカカオバターを湯煎するときは、酵素が壊れないように47℃以下で溶かすこと

どうして「恋するショコラ」なのかというと、このチョコレートを食べることで、ときめいたり、幸せな気分になれるからです。カカオに含まれる成分「フェニルエチルアミン（PEA）」は、人が恋に落ちたときに体内で生成される化学物質で、別名「ラブケミカル」とも呼ばれています。**そんな幸せ物質を壊さないように、47℃以下で加工・調理したRawチョコレートには、生きた食物酵素や多くの栄養素が詰まっているんです。**口に入れた瞬間にとろけて、少しビターなカカオの味が広がり、なんだかとっても幸せ。お好きなナッツやドライフルーツに加えて、エディブルフラワーをトッピングすると、華やかになりますよ。

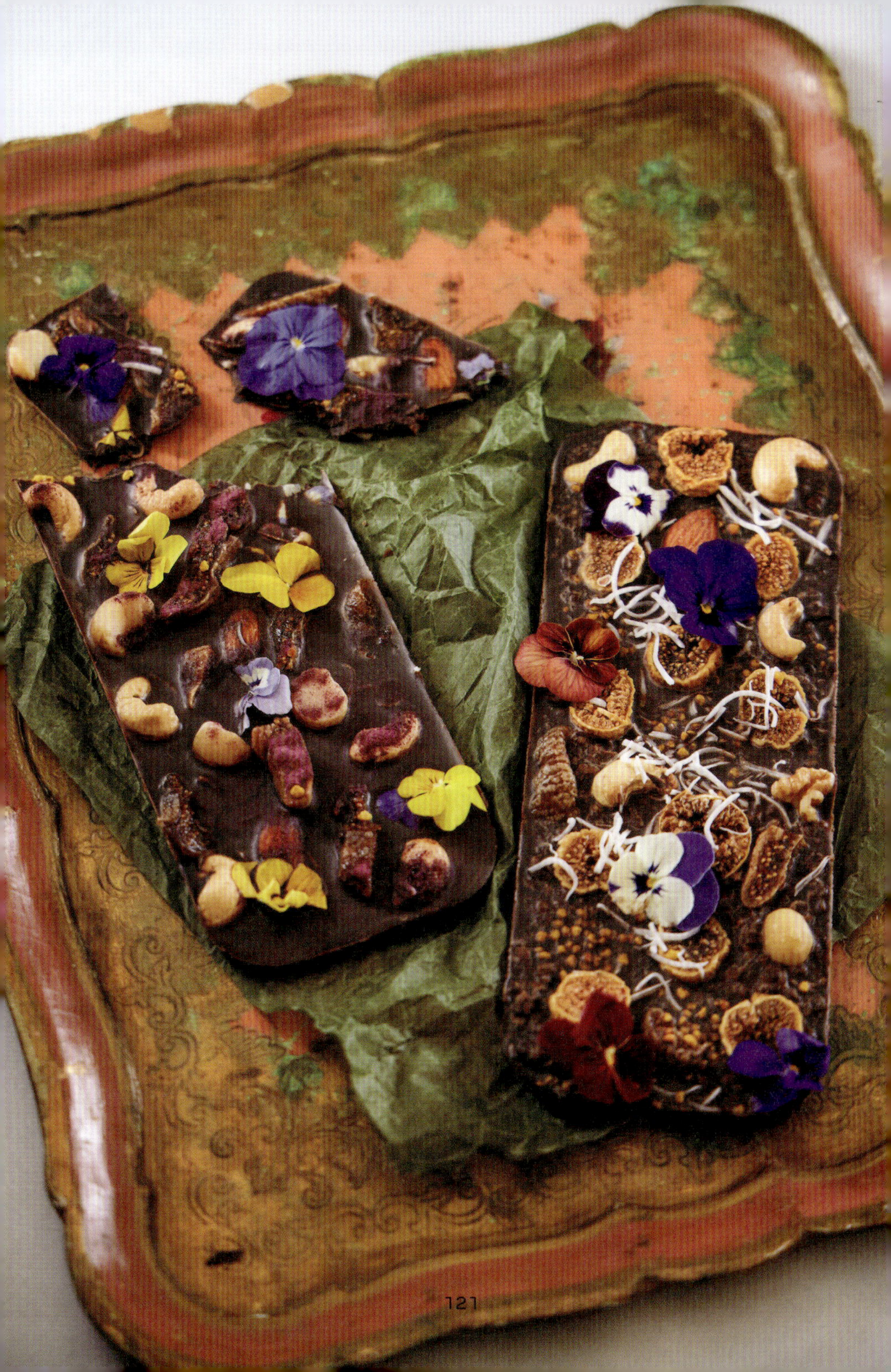

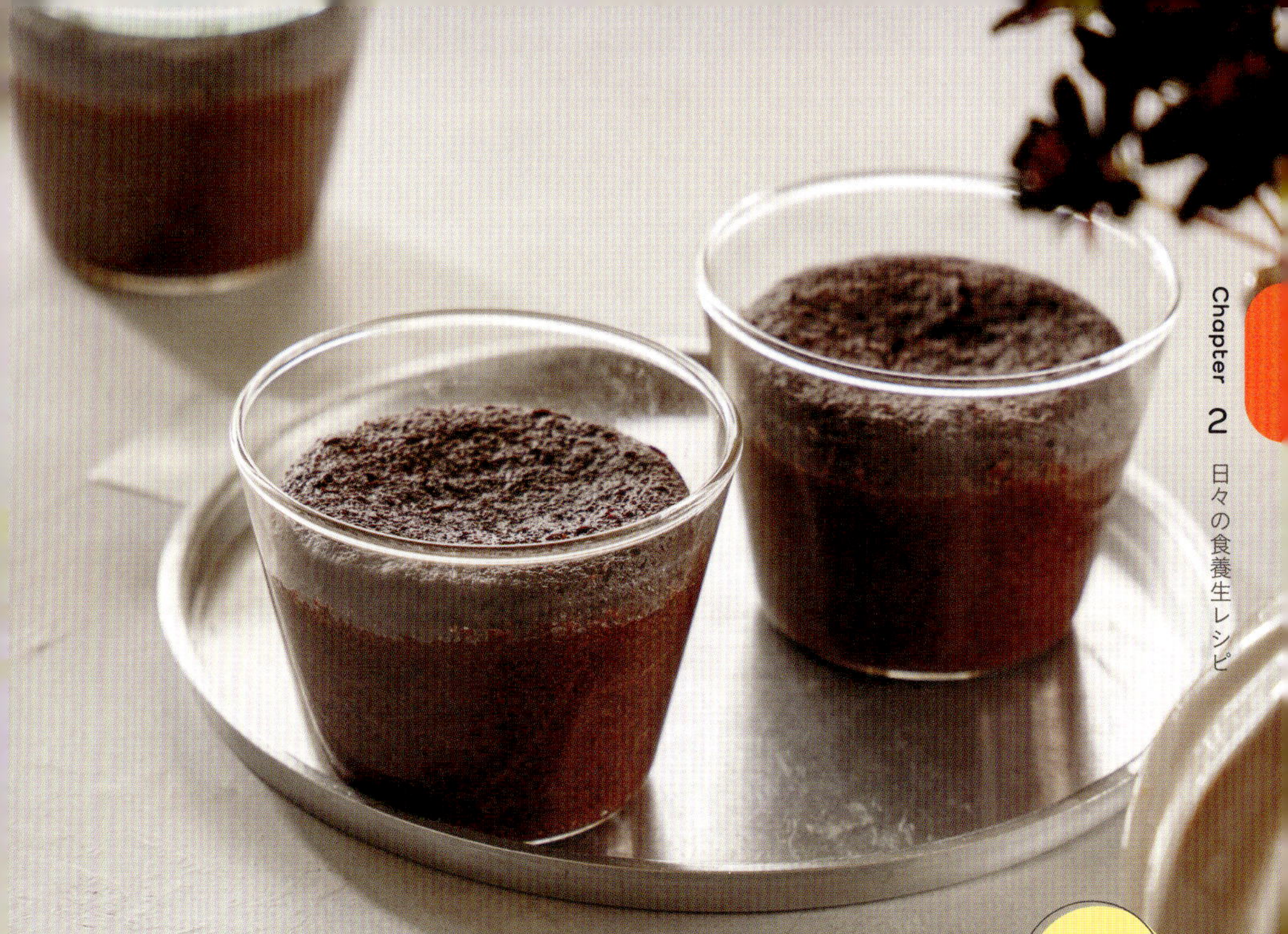

ロカボブラウニー

チートレシピ

［材料］＞4人分
アーモンドプードル…40g
カカオパウダー…40g
ココナッツオイル…40g
卵…2個
ベーキングパウダー…10g
糖質ゼロ甘味料（ラカント）…40g
水…1/2カップ

［作り方］
1 全ての材料をボウルに入れ、しっかり混ぜ合わせる。

2 耐熱容器に移し、蒸し器で約20分蒸す。

3 常温に戻ったら冷蔵庫に入れ半日くらい冷やす。

甘いものをどうしても食べたくなったとき、我慢ばかりしていてはストレスになってしまいます。それなら糖質を使わないスイーツを作ろうと思い立ち、いろいろ試してようやく出来上がったのが、**抗酸化作用があるスーパーフードのカカオを使った濃厚なブラウニー**。ちょっぴりビターなカカオの風味が味わえる、大人のスイーツです。冷蔵庫でしっかり冷やせば、ザクッとしたチョコの食感が楽しめます。

わらび餅&きなこ棒

チート
レシピ

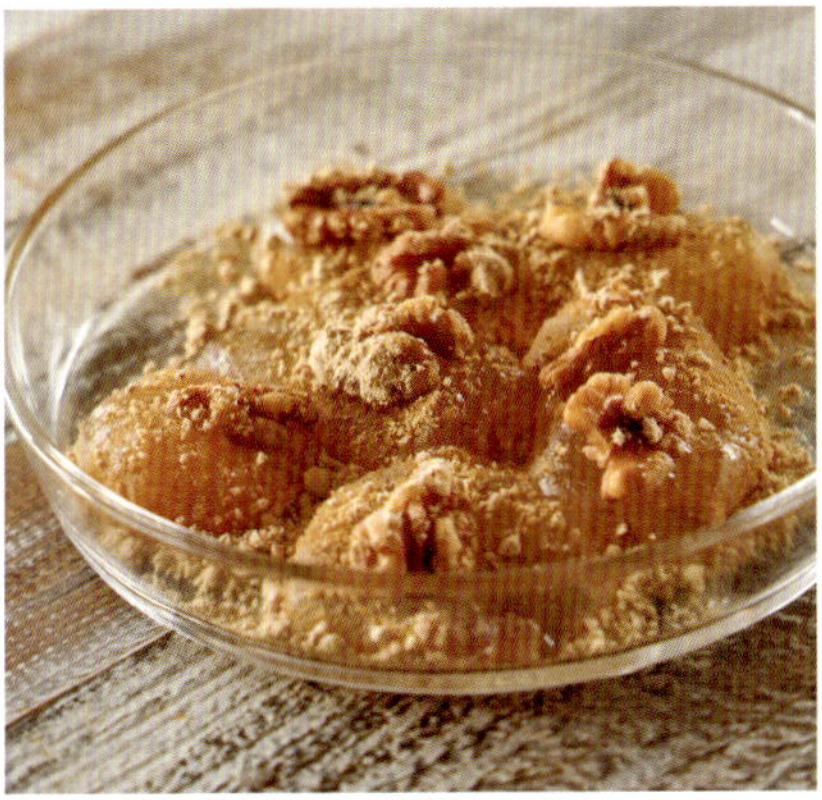

[材料] >作りやすい分量
水…300g
アガベシロップ(ラカントでも可)
…大さじ3
サイリウム…10g
くるみ…適量
きなこ…適量

[作り方]
1 鍋に水を入れて火にかけ、アガベシロップを入れて混ぜる。

2 1にサイリウムを入れ、弱火で約2分間焦がさないようにしっかり混ぜる(サイリウムはダマになりやすいので慎重に)。

3 お餅のようにネバネバになってきたら、くるみを入れて混ぜる。

4 容器にラップを敷き、3を入れて冷蔵庫で冷やす。

5 冷めたら適度なサイズに切り、きなこをかけて食べる。

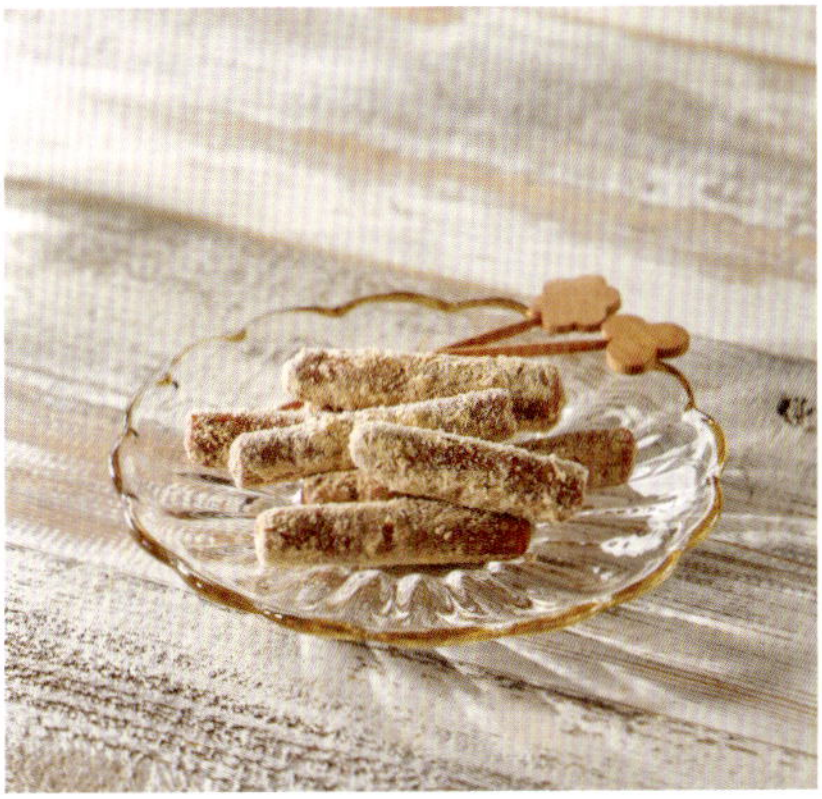

[材料] >作りやすい分量
水…大さじ3
はちみつ(ラカントでも可)…大さじ3
きなこ…80g
塩…少々

[作り方]
1 ボウルに水とはちみつを入れて混ぜ合わせる。

2 きなこを少しずつ入れて、粘土くらいのやわらかさになるまで混ぜていく。

3 クッキングシートの上に2を出して、棒状になるように手でこねる。

4 冷蔵庫に入れて1時間冷やし、きなこ(分量外)をまぶす。

わらび餅に使用するサイリウムは、オオバコ科の植物の種皮をパウダー状にしたもので、**食物繊維が豊富。**きなこ棒は、きなこの良質なたんぱく質が摂れて、甘いのにやさしい味わいです。

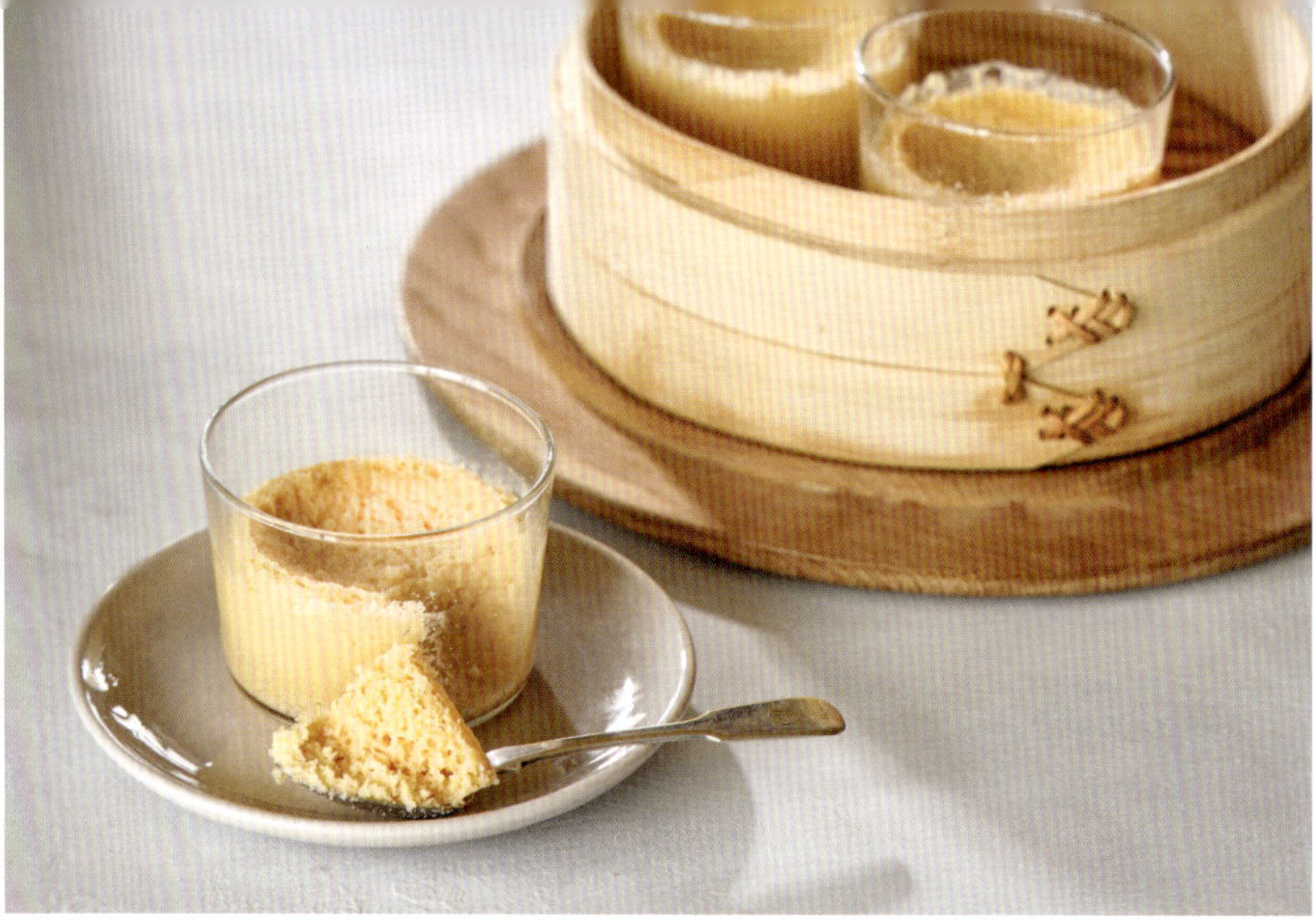

チーズを使わない 濃厚チーズ風ケーキ

チート レシピ

[材料] >4個分
レモン … 1個
カカオバター … 50g
アーモンドプードル … 40g
卵 … 1個
ベーキングパウダー … 10g
糖質ゼロ甘味料（ラカント） … 40g
水 … 1/2カップ

[作り方]

1 レモンは果汁を搾り、皮は大さじ1くらいをみじん切りにする。カカオバターは湯煎して溶かしておく。

2 全ての材料をボウルに入れしっかり混ぜ合わせ、耐熱容器に移し、蒸し器で約20分蒸す。

3 常温に戻ったら冷蔵庫に入れ、半日くらい冷やす。

「乳製品も小麦粉も使わないチーズケーキが食べたい」という、ちょっと無謀な、食いしん坊のわたしの欲を実現させたレシピです。最初はチーズらしさが再現できず、何度も何度も試作して、試行錯誤を重ねたものです。最終的にカカオバターを使うことで、わたしが納得する味に辿り着きました。チーズに求めるコクとレモンの爽やかな風味がクセになる、一度食べると止まらないおいしさです。

Column

足りないときはこれを食べて!

「この栄養素がちょっと足りないかも」。

そんなときに意識して食べたいお助け食品がこちら。

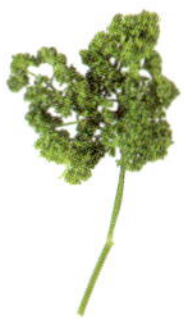

ビタミンA・C・K

パセリ

脇役にするにはもったいないほど栄養価が高い食品。ビタミンA、C、Kなどの栄養素のほか、女性に不足しがちな鉄分のちょい足しに一役買ってくれます。

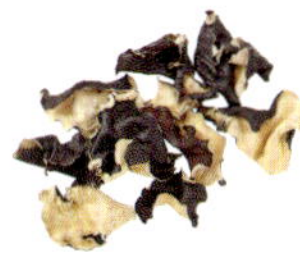

ビタミンD

きくらげ

きのこ類のなかでもダントツにビタミンDが豊富。β-グルカンが腸内の免疫細胞に直接働きかけ、体内の細菌や異物を排泄し、免疫を高めてくれます。

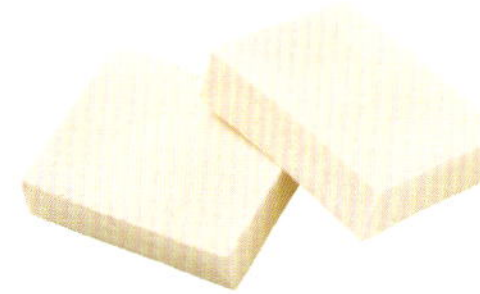

カルシウム

高野豆腐

カルシウムが乳製品と同じくらい豊富。朝ごはんのトーストを高野豆腐トーストにするだけで、食パンの約4倍ものカルシウムが摂れます。

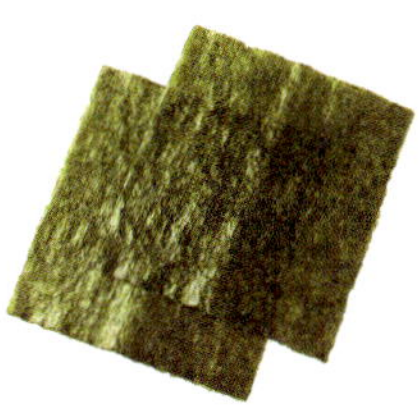

食物繊維・ビタミンB1、B2

のり

のりの1/3は食物繊維で、胃や腸壁を傷つけることなく穏やかな整腸作用をもたらします。さらに、不足しがちなビタミンB1、B2も多く含みます。

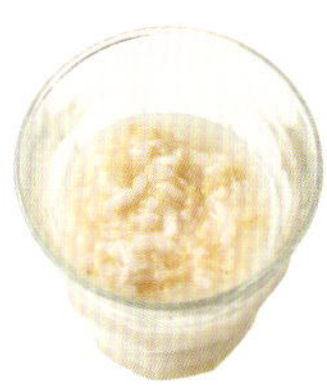

必須アミノ酸

甘酒

「飲む点滴」ともいわれるほどの疲労回復効果があり、体内で生成できない必須アミノ酸が全て含まれています。甘みを足したいときの調味料としても重宝します。

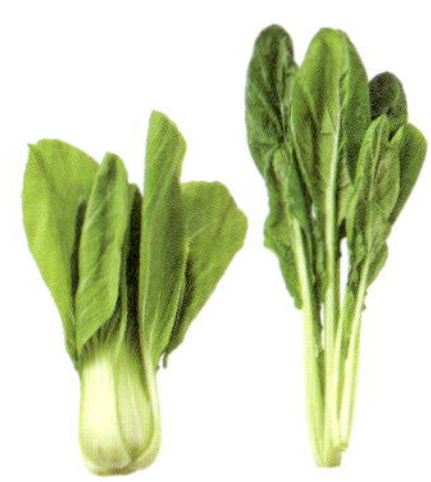

鉄・カルシウム・β-カロチン

ちんげん菜&小松菜

「栄養野菜の王様」ともいわれるくらい優秀な野菜で、鉄、カルシウム、β-カロテン、ビタミンC、カリウムなどが豊富。冷蔵庫に常備しておきましょう。

Epilogue

まず、この本を手に取って読んでくださり、ありがとうございました。

わたしががんになり、子宮と卵巣を手術で摘出し、子どもが産めない人生になったとき、
「かわいそうな人と思われる人生は歩みたくない。
子どもが産めなくても、人からうらやましいと思われるくらい、
充実した人生を歩みたい」
と強く思いました。

わたしが生まれてきた意味はきっとあるはず。
病気になった意味は必ずあるはず。どんなお役目があるんだろう。と、
ずっと考えていました。

本書で何度もお伝えしたヒポクラテスの言葉が、
その答えを導き出してくれました。

「自分は〝食べたもの〟でできている、つまり、
〝食べたもの〟でしかできていない。だから、
日々の食事を見直していけば、体は変わるかもしれない」

その答えに希望を見いだし、実践し、自らが変わったとき、
これまでの不安がスッと消えました。

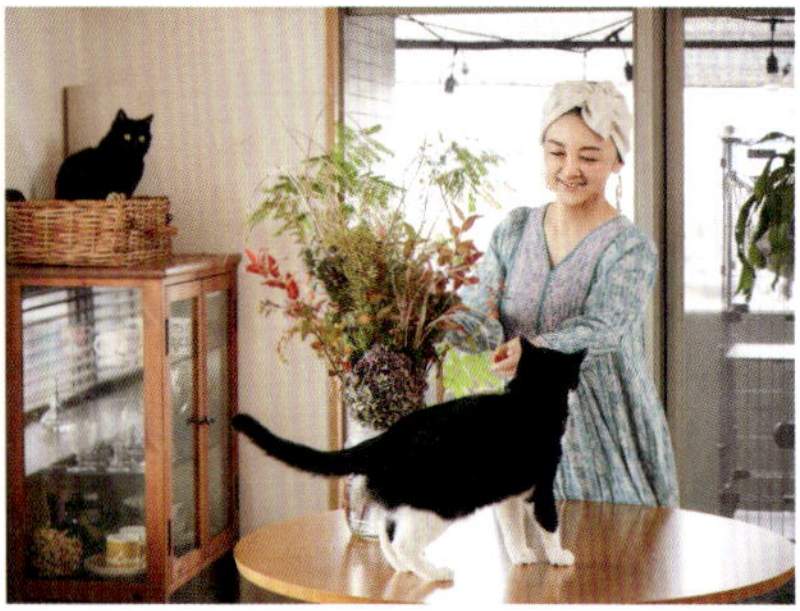

このわたしの経験を、同じような悩みを持つ人に
伝えないといけないと思いました。
これがわたしの役目で、病気になった意味だったと思います。

食についての発信を始め、たくさんの人の悩みを聞いて、
その悩みの多くは、自分が乗り越えてきたことばかりでした。

わたしは、そんな悩んでいる人たちに、
「大丈夫だよ」って言ってあげるために、今ここに居ます。

生きることが辛かった時期を乗り越え、
今は、生きる喜びや素晴らしさをとても感じています。
毎日が輝いて見えます。

生きとし生けるもの全てに感謝を申し上げます。
命ってすごい。
ありがとう。

ちゃお

参考文献

『医師や薬に頼らない！ すべての不調は自分で治せる』
藤川徳美著／方丈社
『心身の不調が楽になる 鉄分ちょい足しごはん』
毛利有香著・よしだ栄美子監修／KADOKAWA
『国を癒す医師』吉野敏明著／青林堂
『女性のためのナチュラル・ハイジーン』
松田麻美子著／グスコー出版
『専門医が教える がんにならない食事法』
石黒成治著／KADOKAWA

参考動画

YouTube
吉野敏明チャンネル〜日本の病を治す〜
https://www.youtube.com/@yoshinodo

ちゃお

1972年12月26日生まれ。1998年7月にがんが見つかり、10年に及ぶ闘病生活がスタート。2008年、最後の手術を終えてがんが寛解し、同年ヨガインストラクターとしての活動を開始。2012年にヨガ＆カフェ「hono hono」の運営をスタート。2019年からは自宅サロン「マラエ」にて、ヨガ・リンパマッサージに加え、療養中に学んだ栄養学・免疫学の知識を活用し、受講生の生活改善をトータルでサポート。これらの経験をもとに確立した独自の食養生のメソッドやレシピを、2024年からインスタグラムに投稿したところ、爆発的にフォロワーが増えオンライン指導も開始。本書が初めての著書となる。

〈資格〉
・住環境デザイン協会認定ヨガインストラクター
・JCCAストレッチポールベーシックセブン
　インストラクター
・日本野菜ソムリエ協会
　ジュニアベジタブル＆フルーツマイスター
・分子整合医学美容食育協会
　ファスティングマイスター
など

HP https://chao.love/（2025年1月現在）
Instagram @chao_be_yourself

生《い》き直《なお》す、食養生《しょくようじょう》レシピ
食《た》べるものを変《か》えれば、細胞《さいぼう》レベルで生《う》まれ変《か》われる！

2025年2月4日　初版発行
2025年7月5日　5版発行

著者　ちゃお
発行者　山下 直久
発行　株式会社KADOKAWA
〒102-8177
東京都千代田区富士見2-13-3
電話0570-002-301（ナビダイヤル）
印刷所　TOPPANクロレ株式会社
製本所　TOPPANクロレ株式会社

●お問い合わせ
https://www.kadokawa.co.jp/（「お問い合わせ」へお進みください）
※内容によっては、お答えできない場合があります。
※サポートは日本国内のみとさせていただきます。
※Japanese text only

定価はカバーに表示してあります。

ISBN 978-4-04-607409-6　C0077